OBSERVATIONS

PRATIQUES

SUR

Le Choléra-Morbus

Qui s'est développé, pendant le mois de juillet de l'année 1835, dans quelques Communes du Canton de Lacaune;

Par M. Noziman,

DOCTEUR MÉDECIN,

Membre correspondant de la Société Royale de Médecine de Bordeaux.

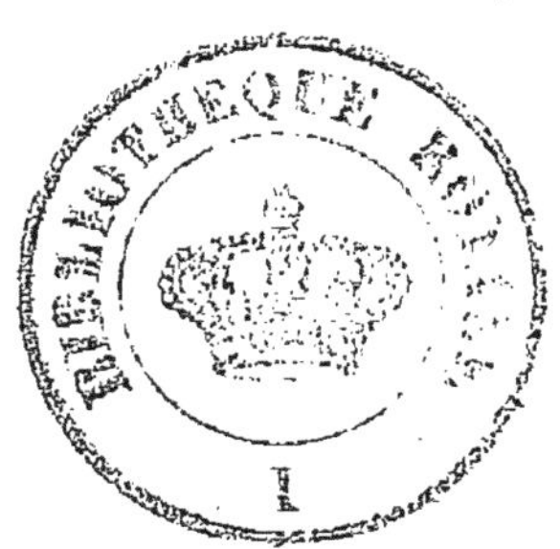

« Un peintre imagine-t-il le chêne qu'il peint, après que mille autres ont peint des chênes ? Il a donné son coloris au sien, et les peintres futurs peindront encore des chênes qu'ils coloreront à leur manière. »

PIGAULT-LEBRUN.

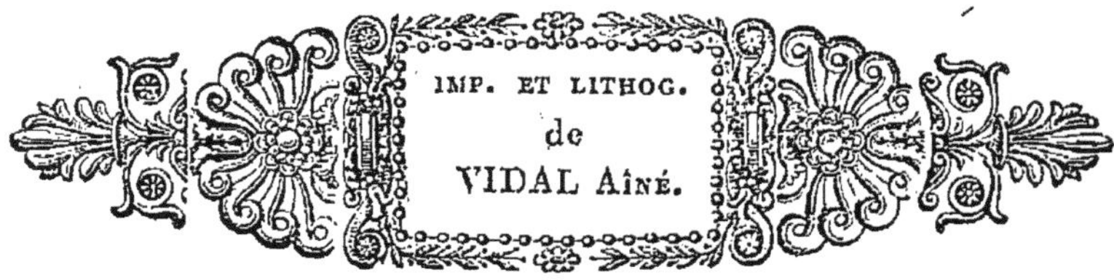

IMP. ET LITHOG.
de
VIDAL Aîné.

M. DCCC. XXXVI.

OBSERVATIONS

Pratiques

SUR

LE CHOLÉRA-MORBUS.

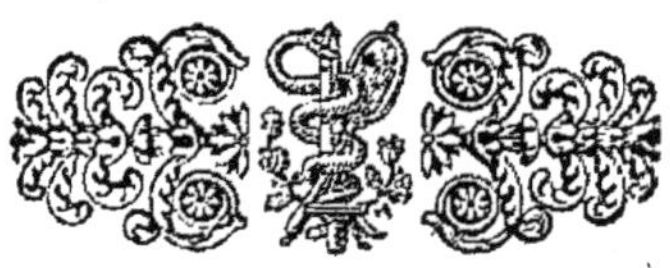

> « Artem medicam sola experientia
> fecit, eamdem sola experientia
> perficiet. »
>
> STORK.

Tous les grands observateurs ont fait la remarque que, lorsqu'une maladie épidémique envahit une contrée, les maladies qui lui sont étrangères présentent constamment une *teinte* de la constitution épidémique. D'un autre côté l'observation a démontré que cette constitution épidémique peut être à son tour modifiée par les influences locales, soit atmosphériques, soit topographiques ou autres, de sorte que le caractère des maladies qu'elle détermine peut varier dans les diverses localités où elle frappe selon que ces influences activent ou neutralisent le principe dont elle émane. Ceci explique pourquoi, dans les pays envahis par le Choléra-morbus, on l'a vu frapper tantôt un grand nombre d'individus, tantôt un petit nombre; pourquoi il a fait dans diverses localités d'affreux ravages et presque point dans d'autres; pourquoi, véritable protée, il rêvait simultanément dans la même ville, dans le même village, des formes variées, selon qu'il est plus ou moins favorisé par les causes déterminantes et les prédispositions individuelles. L'historien d'une épidémie doit donc, pour se trouver à la hauteur de la mission qu'il veut remplir, non seulement saisir et classer les nuances infinies sous lesquelles elle se présente et se déguise même quelquefois, mais apprécier à leur juste valeur les modifications sans nombre qu'éprouve son génie, selon que les circonstances au milieu desquelles il se développe, activent son impulsion ou la ralentissent. Faire connaître ces circonstances et leur influence pernicieuse ou salutaire, ainsi que les causes prédisposantes et occasionelles; déterminer les classes dans lesquelles doivent être rangés les élémens que l'analyse découvre dans les combinaisons variées à l'infini des symptômes; indiquer le pronostic que l'on doit tirer des signes, les moyens prophylactiques et curatifs; tel est le but que nous devons atteindre pour rester fidèle à ces principes et donner une description exacte de l'épidémie. Nous l'avouons avec sincérité, la tâche est au-dessus de nos forces; peut-être même y a-t-il témérité de l'entreprendre, après l'excellent rapport adressé à M. le Préfet par MM. les docteurs *Rigal* et *Campmas*, dont les talens distingués sont si justement appréciés. Mais, au moins, aurons-nous fait une œuvre de conscience, et l'on excusera la faiblesse des moyens en faveur du résultat que nous voulons atteindre, celui d'être utile à nos compatriotes, en leur communiquant les fruits de l'expérience que nous a donné le triste privilège d'observer, un des premiers, dans le département, le terrible fléau qui, depuis dix-huit ans, fait de si profondes plaies à l'humanité.

Influences Locales.

Calculée sur la plus grande hauteur du mercure dans le baromètre, qui ne s'élève qu'à 25 pouces 6 lignes, l'élévation de Lacaune est de 780 mètres. Le climat y est froid et humide depuis le commencement du mois de décembre jusqu'à la fin du mois de mai, et, fréquemment, pendant la totalité de l'année. Le sol s'y trouve recouvert en décembre, en janvier, en février et en mars, d'une quantité de neige plus ou moins abondante, qui refroidit l'atmosphère et la charge de vapeurs aqueuses aux momens de sa fonte. Son exposition est au Nord-Est; elle est située dans un bassin que dominent de hautes montagnes vers le Sud et vers le Nord. Les premières, plus élevées de 200 mètres, sont couvertes de grandes forêts de bois de hêtre et donnent naissance à de nombreux filets d'eau, qui, venant arroser les prés marécageux qui l'entourent, ne font qu'accroître les qualités hygrométriques de l'atmosphère. Celle-ci se trouve rarement dans un état de calme complet; elle est, au contraire, presque toujours agitée par les vents du Sud, du Sud-Est, du Nord, du Nord-Ouest. Ce dernier vent et celui du Sud chassent devant eux les vapeurs qui s'élèvent de l'Océan et de la Méditerranée , lesquelles retombent en pluies abondantes, après s'être concentrées sur les montagnes que nous avons mentionnées, par le motif qu'elles sont un des points les plus culminans qui existent entre ces deux mers. Un grand ruisseau coule à l'extrêmité la plus basse de la ville, en la longeant dans la direction du Sud au Nord et de l'Est à l'Ouest.

Le hameau de Cannac est dans une position à peu près analogue à celle de Lacaune, avec la différence que son exposition est au Sud et que l'air y est très-insalubre à cause de la misère de ses habitans , de l'étroitesse et de la malpropreté des rues et des maisons, qui sont encombrées de fumiers et d'autres immondices (1).

Les hameaux de Gijounet et de Calouze sont 160 mètres plus bas environ que Lacaune et Cannac ; ils ne sont pas plus favorisés que ce dernier, sous le rapport de la propreté des personnes et des habitations et de la dimension de celles-ci. Dans les uns et dans les autres ces habitations n'ont point de courant d'air ; elles ne reçoivent le jour que par une petite lucarne et bien souvent rien que par la porte d'entrée, qui est toujours basse et étroite; elles ne sont fréquemment formées que d'une seule pièce dans laquelle se trouvent ordinairement réunis toute la famille, un âne, un cochon et une chèvre. Le hameau de Gijounet est situé sur un petit monticule, entouré de grandes montagnes qui le dominent vers le Sud , vers l'Est et vers le Nord , de sorte

______

(1) Depuis que le Choléra s'est manifesté dans ce hameau , l'Autorité a pris les mesures nécessaires pour assurer la salubrité publique.

que l'air n'y circule que par deux gorges étroites qui se trouvent dans la direction de l'Ouest et du Sud-Est; un grand ruisseau coule sur ses bords et arrose les prés marécageux qui l'environnent.

Pierreségade, plus bas de 40 mètres que Gijounet et Calouze, a ses rues et la plupart de ses habitations plus sales et plus immondes que celles de ces deux villages. Le joli vallon de prairies naturelles qui l'entoure, et les ruisseaux nombreux qui le parcourent dans toutes les directions, donnent à l'atmosphère une fraîcheur et une humidité, qui, inappréciables pendant le jour, déterminent, pendant la nuit, une impression pénible sur l'organe cutané.

Ces trois localités, Gijounet, Calouze et Pierreségade, ont la température atmosphérique plus élevée que celle de Cannac et de Lacaune, quoique les qualités hygrométriques de l'air y soient aussi grandes. Les bassins dans lesquels elles se trouvent étant resserrés, les courans d'air y sont moins forts, parce qu'ils sont interceptés par les monticules nombreux qui les coupent dans des directions diverses. Dans toutes les cinq, l'atmosphère est riche en oxigène, parce que l'activité de la végétation, l'immense étendue des bois qui les avoisinent, déterminent l'exhalation de ce gaz en grande quantité. Toutes se trouvent dans une gorge de montagnes qui, partant de Cannac, se prolonge vers Gijounet, Pierreségade et Calouze. Les ruisseaux qui prennent leurs sources au-dessus de la première localité coulent vers les autres, et forment au-dessus de Pierreségade un confluent avec celui qui descend de Calouze. Le Choléra s'est concentré jusqu'ici dans cette gorge, en suivant le cours de ces ruisseaux.

Le Choléra s'est manifesté rarement, lorsque la température a été douce et uniforme ; mais il a sévi sur un grand nombre d'individus à la fois, lorsque des brouillards froids et humides ont couvert la campagne, ou bien lorsque des pluies plus ou moins abondantes ont amené un refroidissement subit de l'atmosphère. Cette particularité a été constante et nous l'avons remarquée partout où il a éclaté. Pendant plusieurs mois l'atmosphère a été fortement chargée d'électricité, ce qui est démontré par la fréquence et la violence des orages qui se sont, en quelque sorte, journellement succédés.

Telles sont les circonstances locales qui nous semblent avoir exercé quelque influence sur le développement de l'épidémie cholérique et les caractères qu'elle a revêtu. Nous pensons pouvoir en déduire les conséquences suivantes.

Il est d'observation que le Choléra se complait, s'il est permis de s'exprimer ainsi, dans les contrées qui avoisinent les mers, les lacs, les étangs, ou qui sont parcourues par de grandes rivières, et qu'il y fait d'affreux ravages. Il faut donc reconnaître que les vapeurs aqueuses, qui s'élèvent de ces grands amas d'eau et se répandent dans l'air, impriment à ce fluide gazeux les conditions nécessaires pour que le miasme cholérique acquère une activité telle qu'il puisse infecter l'organisme et développer les symptômes formidables par lesquels il se manifeste.

Nous avons vu que si les localités de nos montagnes, dans lesquelles s'est développé le Choléra, sont éloignées des mers et ne sont pas parcourues par de grandes rivières, d'autres circonstances concourent à charger l'atmosphère de vapeurs aqueuses et à favoriser la propagation de cette terrible maladie.

C'est ce qui explique, selon nous, pourquoi le canton de Lacaune a été le premier atteint par l'épidémie dans l'arrondissement de Castres, tandis que, d'après des prévisions qui pouvaient paraître fondées, il aurait dû être l'un des derniers affectés, s'il n'était pas épargné complétement.

Nous avons observé que le Choléra était en général plus grave à Gijounet, à Pierreségade, à Calouze, qu'à Lacaune (1). Nous attribuons cette différence à ce que la température atmosphérique est plus élevée dans les trois premières localités que dans la dernière, et à ce que les vallons, dans lesquels elles se tronvent placées, sont plus bas de 160 à 200 mètres, plus resserrés, ce qui y rend la circulation de l'air plus difficile et altère nécessairement sa pureté. Les observations faites dans le hameau de Gijounet viennent spécialement à l'appui de ce que nous avançons. Nous avons dit qu'il est dominé par trois grandes montagnes qui l'abritent vers le Nord, vers l'Est et vers le Sud, et que l'air n'y a d'issue que par deux gorges étroites. Eh bien ! ce hameau a été infecté le premier et cruellement frappé. Une grande partie de sa population, qui se compose de 250 à 300 habitans, a été atteinte de cholérines graves, outre quatorze cas de Choléra confirmé, sur lesquels il y a eu douze décès.

Dans la ville de Lacaune, la maladie a revêtu le plus souvent la forme inflammatoire, qui offre bien

---

(1) Les malades des trois premières localités ont été traités par M. Sers, de Pierreségade, jeune médecin qui a fait preuve d'un talent et d'un dévouement qui l'honorent, en même temps que la belle profession qu'il exerce. J'en ai vu quelques-uns avec lui.

moins de gravité que la forme ataxique ou ataxico-
adynamique. Nous attribuons cette heureuse circonstance à la largeur et à l'élévation du bassin dans
lequel elle est située; à la fréquence des vents du
Sud et du Nord-Ouest, qui y entretiennent des
courans d'air continuels, et à la grande quantité
de gaz oxigène que dégagent dans l'atmosphère les
immenses forêts qui couvrent les montagnes qui la
dominent dans la direction du Sud. Dans le hameau
de Cannac, habité par cent personnes environ, l'épidémie a sévi, avec une atroce intensité, quoique ses
conditions atmosphériques et topographiques fussent
les mêmes que celles de Lacaune, parce que la malpropreté des personnes, des habitations et des rues,
a altéré la pureté de l'air, en l'infectant de miasmes
putrides. L'action de cette cause délétère a exercé
également une influence funeste dans les lieux de
Gijounet, de Calouze et de Pierreségade.

Il est inutile de tirer des conséquences de l'influence des brouillards froids et humides, et du refroidissement subit de l'atmosphère par des pluies,
parce que les phénomènes, qui leur ont succédé,
suffisent pour les expliquer.

Ainsi, pour nous résumer, nous pensons que les
influences locales, qui ont contribué au développement de l'épidémie et qui ont accru son intensité,
doivent être rapportées:

1° A l'état hygrométrique de l'air, habituellement
très-prononcé dans les communes de Gijounet, de
Viane et de Lacaune;

2° Au refroidissement subit de l'atmosphère par
des brouillards froids et humides, et des pluies abondantes; à son état électrique;

3° A la stagnation de ce fluide gazeux dans les vallons et les habitations, à la plus grande élévation de la température;

4° A la malpropreté habituelle des personnes, à la réunion dans un même appartement d'un grand nombre d'entr'elles et d'animaux domestiques, aux émanations des miasmes putrides qui s'exhalent des fumiers et d'autres immondices.

Il est inutile d'ajouter que toutes ces influences réunies n'auraient certainement pas provoqué le développement du Choléra, si un principe méphitique répandu dans l'air n'était venu joindre son action délétère à celle qu'elles exercent; elles n'ont fait qu'imprimer à ce principe le degré d'activité nécessaire pour qu'il pût sévir avec son effroyable intensité. Comment se fait-il qu'il se soit concentré dans une seule gorge de montagnes et dans quelques lieux éloignés les uns des autres, en suivant le cours d'un seul ruisseau, tandis que les mêmes influences auraient dû le développer dans des localités intermédiaires ou dans d'autres dont les circonstances sont les mêmes? C'est ce que nous n'entreprendons pas d'expliquer, ce phénomène se trouvant hors de portée de l'entendement humain.

Nous pensons, au contraire, que les causes qui ont neutralisé l'infection épidémique et l'ont rendue moins meurtrière, sont :

1° La plus grande élévation des localités;

2° Un état d'oxigénation très-prononcé de l'atmosphère, la moins grande élévation et l'uniformité de la température;

3° La fréquence des vents et des courans d'air qui favorisent, soit dehors, soit dans les habitations, la circulation de ce fluide gazeux;

4° La propreté des personnes, des habitations, des places, des rues, et tout ce qui favorise la pureté de l'air atmosphérique.

Causes Déterminantes.

Nous ne mentionnerons parmi ces causes que celles que nous avons reconnu nous-même avoir exercé une influence directe et non contestable sur le développement du Choléra.

La plus fréquente est, sans contredit, l'impression produite par le froid et l'humidité sur l'un des points ou sur la totalité de l'organe cutané, lorsque le corps se trouve échauffé par une cause quelconque ou lors même qu'il ne se trouve point dans cette condition. Cette impression est surtout pernicieuse et elle peut devenir promptement mortelle chez les personnes affectées de cholérines, qui se métamorphosent alors et passent avec une étonnante rapidité à l'état de Choléra. Nous avons vu un homme vigoureux, âgé de 40 ans, qui fut atteint de cette maladie pour avoir négligé de traiter une diarrhée qu'il avait depuis deux jours et avoir resté pieds nus pendant plusieurs heures dans un pré marécageux, quoique la diarrhée durât encore. Une femme, âgée de 30 ans, jouissant habituellement d'une santé excellente, fut aussi saisie par un Choléra qui devint mortel en trente heures, pour avoir marché pieds nus pendant quelques heures sur de la pelouse humide et avoir ensuite trempé ses mains dans de l'eau froide pour laver du linge; elle fut prise aux mains de crampes qui gagnèrent rapidement les extrémités supérieures et inférieures, et furent suivies de symptômes si violens que la cyanose survint presque instantanément : cette femme était aussi affectée de diarrhée depuis plusieurs jours. Nous pourrions multiplier ces exemples.

La fréquence des cas de Choléra, après l'apparition de brouillards froids et humides, et après des pluies abondantes, démontre suffisamment que la fraîcheur et l'humidité de l'atmosphère sont les deux causes les plus actives du développement de cette maladie. Un homme jeune et robuste en fut atteint pour s'être couché pendant une heure, étant en sueur, sur de l'herbe fraîche et ombragée par un arbre; il succomba le second jour.

Les boissons froides, lorsque le corps est échauffé par un travail quelconque, sont aussi très-pernicieuses. Le Choléra s'est manifesté instantanément chez des personnes qui avaient commis l'imprudence d'en boire dans de semblables circonstances. Elles sont surtout funestes à celles déjà atteintes de cholérine, qui les appètent et les boivent, cependant, quelquefois avec avidité.

L'abus du vin a provoqué maintes fois le développement du Choléra chez des individus affectés de diarrhée depuis quelques jours, et qui usaient avec excès de cette boisson pour la guérir. L'emploi des liqueurs fortes, du vinaigre, du poivre et d'autres drogues échauffantes a produit quelquefois le même résultat dans les mêmes circonstances : leur usage modéré ne nous a jamais paru nuisible chez des personnes bien portantes.

Parmi les substances alimentaires, nous signalerons, comme étant particulièrement aptes à développer le Choléra, le lait froid et les crudités.

Nous avons observé un cas de Choléra, déterminé par de la salade de laitue mangée avec excès. Nous en avons observé trois autres, dont l'un fut mortel en quelques heures, et un second si grave que la guérison nous en parut miraculeuse, qui survinrent chez trois femmes qui avaient mangé des poires en assez grande quantité. Des œufs cuits à la poêle avec du vinaigre et des plantes aromatiques ont métamorphosé chez deux individus deux cholérines en cas de Choléra intense. Un enfant âgé de 9 ans, très-fort pour son âge, fut affecté mortellement pour avoir mangé, en trop grande quantité, des baies de l'airelle (*vaccinium myrtillus*), plante très-commune dans nos bois. Nous n'oserions affirmer que la pomme de terre pût favoriser le développement du choléra; mais, bien certainement, elle l'a déterminé plusieurs fois pour avoir été mangée avec excès. Nous n'avons pas remarqué que tout autre alimentation ait eu des résultats semblables, à moins qu'elle n'eût été prise en trop grande abondance, surtout dans les repas du soir. Nous concevons cependant que des fruits dont la nature serait identique à ceux que nous avons mentionnés, tels que des prunes, des pommes, etc., pourraient le déterminer avec la même facilité.

Certaines émotions de l'âme suffisent quelquefois pour le développer. Une jeune fille, enfant gâté, en fut atteinte par suite d'un accès de colère que lui donna un soufflet qu'elle avait reçu de sa mère; il fut déterminé chez une femme irritable par une vive contrariété. La terreur qu'inspire la magie de son nom provoqua des vomissemens spasmodiques chez plusieurs femmes de Lacaune, dès qu'elles surent qu'il avait éclaté dans cette petite ville.

Les enfans y ont été moins exposés que les veil-
lards; ceux-ci moins que les adultes, les hommes
moins que les femmes.

Nous n'avons pas observé que les personnes débiles y fussent plus exposées que les personnes fortes;
nous avons plutôt fait la remarque contraire. Tel
tempérament ne nous a pas paru prédisposer à le
contracter plutôt que tel autre.

L'action de ces causes déterminantes a été si
puissante, qu'en interrogeant avec soin les malheureux cholériques, pour remonter à leur origine,
nous sommes resté convaincu que le développement de la maladie devait leur être attribué chez
les trois quarts d'entr'eux; chez un quart, seulement, il nous a été impossible de reconnaître
leur influence : l'affection paraît s'être développée
spontanément par suite d'une prédisposition funeste.

Il est à remarquer qu'en général cette action
ne s'est manifestée avec énergie que chez des sujets
déjà atteints de diarrhée ou de cholérine; aussi
regardons-nous cette indisposition comme très-fâ-
cheuse, si elle n'est point traitée d'une manière
convenable, parce qu'il suffit de la plus légère
imprudence pour déterminer des accidens on ne
peut plus redoutables.

Il est une autre cause déterminante que nous
mentionnons la dernière, parce qu'elle est parmi
les médecins un éternel sujet de controverse : nous
voulons parler de la contagion ou de l'infection.
Nous admettons, sans restriction, ce mode de propagation. Nous pensons que les miasmes qui s'exhalent des déjections alvines, des matières des vomissemens, des sueurs, de l'haleine des malades,

sont contagieux et peuvent transmettre à des individus sains l'infection cholérique. La manière dont ce cruel fléau s'est propagé dans la petite ville de Lacaune suffirait seule pour le démontrer, s'il était besoin d'autres faits pour établir ce point de doctrine.

Le Choléra se développe sans cause connue dans le hameau de Gijounet : le sieur Jean - Jean, de Lamaresque, qui habite non loin de ce hameau et dans la même gorge de montagnes, se rend à Lacaune par un temps froid et humide, le dimanche, deux du mois d'août, quoique assez gravement indisposé. Le Choléra l'y saisit ; il succombe au bout de soixante heures. Deux jours après son inhumation, la femme Pébouret, qui l'a reçu dans son appartement, qui l'a couché dans son lit, qui l'a soigné, qui a touché ses hardes et son linge, qui est resté exposée aux émanations qui s'exhalaient de la sueur, des matières des vomissemens, des déjection alvines, est elle-même frappée par le terrible fléau et périt en vingt-quatre heures. Le sieur Clouquet, dont la maison est proche de celle qu'habite la femme Pébouret, est à son tour saisi par la maladie le même jour et, pour ainsi dire, à la même heure que cette dernière ; il succombe en trente-quatre heures. A la même époque, le mari Pébouret, qui est resté exposé aux mêmes émanations que sa femme, et la veuve Carayon, dont la maison qui se trouve en face de la sienne, n'en est séparée que par une ruelle étroite, sont affectés de cholérines si graves, avec vomissemens et diarrhée, que les jours du premier sont en danger, et que la seconde ne tarde pas à succomber. Plus tard, d'autres individus, dont les

maisons sont plus éloignées du lieu primitif de l'infection, présentent des cas de Choléra - inflammatoire; ils guérissent; il ne paraît plus que des cas
légers dans la ville.

Jusqu'à l'observation offerte par Jean-Jean, qui
habitait près du premier village infecté, l'état sa-
nitaire de Lacaune avait été satisfaisant : on n'y
voyait de loin en loin que quelques affections catarrhales des voies gastriques en général peu intenses.

Or, nous le demandons, si le Choléra ne s'est
point développé dans Lacaune, par infection, comment se fait-il que les époux Pébouret, qui ont
reçu chez eux le premier cholérique venant de
Lamaresque, et les plus proches voisins de ces époux,
aient été seuls violemment saisis au bout de quelques jours?

Comment se fait-il que d'autres individus, dont
les maisons sont plus éloignées, n'ont été affectés
que plusieurs jours plus tard et d'une manière infiniment plus légère?

Comment se fait-il surtout qu'il ait borné si
promptement ses ravages, tandis que dans le quartier où il avait éclaté, qui se trouve le plus sale, le
plus misérable de la ville, il eût trouvé une pâture
abondante et facile (1)?

Si l'infection eût été épidémique, n'est-il pas
probable qu'il eût frappé un plus grand nombre
de victimes? qu'il les eût choisies dans tous les
quartiers de la ville ou du moins dans les diverses
parties du même quartier? qu'il eût eu, comme
partout ailleurs, ses périodes d'accroissement, de

____

(1) Ce quartier fut assaini plus tard ; mais alors il ne l'était point.

summum, de décroissement, au lieu de se montrer pour disparaître bientôt après?

Un autre fait vient à l'appui de notre opinion. Dans le hameau de Cannac, qui a été cruellement frappé par l'épidémie, il n'est presque point de maison qui n'ait eu des malades gravement atteints; cependant leur nombre a été borné à un ou deux individus par famille. Il n'y a que celle du sieur Revel-Cabrelle, dans laquelle ce nombre a été plus élevé. Sur six membres dont elle se compose cinq ont été atteints. Pourquoi cela? Parce que nous n'avons jamais pu obtenir que l'on établît des courans d'air dans le seul appartement occupé par toute la famille, en laissant les portes et les fenêtres ouvertes; que, loin de là, ces ouvertures étaient constamment fermées, de sorte que les miasmes infects qui s'élevaient des déjections viciaient l'air, qui devenait un poison mortel pour ceux qui le respiraient.

Comment l'infection se serait-elle opérée dans Lacaune? Pour les époux Pébouret, qui ont habité pendant deux jours le même appartement que le malade auquel ils ont donné asile et des soins, il est aisé de le concevoir. Quant au sieur Clouquet, à la veuve Carayon et aux autres individus affectés, elle n'a pu avoir lieu que par les émanations qui s'échappaient de l'appartement du malade par la fenêtre, que nous faisions tenir constamment ouverte, ou bien par celles qui s'exhalaient des matières des déjections que l'on jetait dans une mare creusée dans la rue tout près du mur de la maison, et qui se répandaient dans l'air, jusqu'à ce qu'ayant appris cette circonstance nous eussions prescrit de les enterrer profondément.

Observations.

SYMPTOMES.

Il en est du Choléra comme de toutes les maladies; la diversité de ses symptômes, leur intensité, leurs combinaisons diverses, leur complication avec d'autres affections morbides, font qu'il se présente tantôt sous la forme d'une indisposition, tantôt avec l'appareil formidable de tout ce qui peut s'offrir à l'observateur de plus sinistre et de plus lugubre, tantôt avec la variété infinie des nuances intermédiaires qui se trouvent entre ces deux extrêmes. Le praticien doit saisir et classer ces nuances, pour en former des élémens qui doivent devenir pour lui la source des indications curatives, sans lesquelles il n'y a qu'aveugle empirisme et point de médecine rationnelle.

Depuis deux mois que nous observons l'épidémie dans le canton de Lacaune, nos méditations nous ont conduit à ce résultat que les phénomènes par lesquels elle se manifeste doivent être rapportés à cinq élémens qu'elle tient sous sa dépendance, qui sont la cholérine simple, la cholérine grave ou compliquée, le Choléra-inflammatoire, le Choléra-ataxique et le Choléra-ataxico-adinamique ou typhoïde. Pour les faire apprécier nous décrirons dix observations, choisies parmi celles que nous avons recueillies, dans lesquelles ils se sont montré dans leur simplicité. Nous résumerons ensuite les symptômes qui les caractérisent et dont la réunion plus ou moins nombreuse suffit pour constituer le Choléra.

1RE OBSERVATION.

CHOLÉRINE SIMPLE.

La veuve Valette, âgée de 60 ans, jouissant habituellement d'une bonne santé, éprouva le 24 du mois d'août une légère céphalalgie, du vertige, de l'amertume dans la bouche avec absence de soif et un état limoneux de la langue, de l'inappétence, de la pesanteur sans chaleur ni douleur à l'épigastre, des borborygmes, de la diarrhée, une grande prostration musculaire, des douleurs dans le tronc et dans les membres, une légère chaleur à la peau avec un peu de fréquence et d'élévation dans le pouls; à ces signes se joignait un aspect particulier de la face, qui était have, allongée.

Pour boisson, eau de riz acidulée avec du jus de citron, lavemens émolliens, applications émollientes chaudes sur le ventre, diète, défense de quitter le lit.

Le 25, même état.

Même prescription.

Le 26, les symptômes persistent; la prostration musculaire est plus grande.

Même prescription, trois lavemens dans la journée avec la décoction d'une tête de pavot, une cuillerée d'amidon et un jaune d'œuf.

Le 27, la diarrhée est moindre, la malade se trouve mieux.

Le traitement de la veille est continué.

Le 28, la diarrhée est supprimée, l'amélioration fait des progrès.

Nous permettons quelques légers bouillons.

Le 29 et les jours suivans, la femme Valette prend quelques alimens; elle ne tarde pas à être complétement rétablie.

2me OBSERVATION,

CHOLÉRINE SIMPLE.

Le sieur Louis Barthez, cordonnier, âgé de 40 ans, d'un tempérament bilieux, d'une constitution vigoureuse, s'était réfugié à Lacaune, sa ville natale, après avoir quitté Bessan (Hérault), pour fuir le Choléra qui s'y était développé. Le 18 du mois d'août, il fut à la forêt pour y prendre du bois; il commit l'imprudence de se coucher à l'ombre sur de l'herbe fraîche, quoiqu'il fût échauffé par une longue marche. Le même jour, après quelques frissons irréguliers, il éprouve des lassitudes, des douleurs dans les membres; il perd l'appétit; des borborygmes, de la diarrhée, se manifestent. Il reste malade pendant huit jours, au bout desquels il nous fait appeler, et nous présente les symptômes suivans. Yeux ternes, caves; face have, allongée, plombée; bouche pâteuse; langue recouverte d'un enduit blanchâtre; absence de soif, inappétence; selles blanchâtres, très-fréquentes; prostration extrême; pouls fréquent, légèrement élevé.

Eau de riz acidulée pour boisson, applications émollientes chaudes sur le ventre, trois lavemens par jour avec la décoction d'une tête de pavot, défense de quitter le lit.

Le lendemain, les symptômes persistent; la diarrhée est moins fréquente.

Même prescription.

Le jour suivant, la diarrhée a tout-à-fait cessé ; il existe de l'amélioration, qui fait journellement des progrès peu rapides, parce que les forces, très-épuisées, ne se réparent que lentement.

RÉFLEXIONS.

Ces cholérines ont été très-fréquentes, non seulement dans les localités infectées par le Choléra, mais même dans les localités environnantes, qui se ressentaient de la constitution épidémique. Dans celles-ci, elles n'offraient aucune gravité ; il n'en était point de même dans les autres, parce qu'elles n'étaient que trop souvent le prélude du Choléra, qui sévissait avec d'autant plus de certitude qu'elles étaient plus négligées ou entretenues par des écarts de régime, l'exposition à une température froide et humide, ou par tout autre cause analogue. Nous avons vu une cholérine développer le Choléra par le seul fait de l'épuisement dans lequel la diarrhée, qui durait depuis quinze jours, avait jeté le malade. Cet accident (la diarrhée), qui débilite dans des circonstances ordinaires, la presque totalité des personnes qui en sont affectées, les énervait dans celle-ci d'une manière étonnante et imprimait à leur physionomie un aspect particulier, qui dénotait seul qu'il était sous la dépendance de la constitution cholérique. Nous appelons ces cholérines simples, parce qu'elles étaient exemptes de complication, et n'étaient accompagnées d'aucun trouble notable dans les fonctions organiques autres que celles des voies digestives.

3me OBSERVATION.

CHOLÉRINE GRAVE OU COMPLIQUÉE.

La femme Escande, âgée de 22 ans, d'un tempérament lymphatique-nerveux, éprouvait depuis quelques jours de l'inappétence et un sentiment de malaise dans la région épigastrique. Ayant eu une forte émotion de l'âme le 9 du mois d'août, elle fut plus souffrante ; nous fûmes appelé le 11. Voici l'état qu'elle nous présenta : céphalalgie violente, face pâle, pupilles dilatées, langue rouge, soif ardente, respiration très-gênée, douleur aiguë à l'épigastre, augmentant par la plus légère pression, vomissemens répétés de matières verdâtres d'abord, puis blanchâtres, parmi lesquelles se trouvaient quelques vers lombricoïdes, déjections alvines identiques aux matières vomies, chaleur légère à la peau, pouls fréquent et concentré, sentiment de lassitude et de douleur dans le corps entier, prostration générale.

Limonade pour boisson, diète, cataplasme émollient recouvrant tout l'abdomen, lavemens émolliens, quinze sangsues à l'épigastre.

Le 12, même état, la céphalalgie est intolérable ; il s'y joint quelques rêvasseries, une agitation extrême.

Même tisane, mêmes applications, mêmes lavemens, saignée du bras de douze onces.

Le 13, la douleur de tête, les rêvasseries, l'agitation, sont en partie dissipées ; les vomissemens, la diarrhée sont supprimés.

Mémes applications, |eau d'orge pour boisson, la limonade rebutant la malade.

Le 14 et le 15, l'amélioration devient progressive ; le 16, la malade entre en convalescence, qui est longue et pénible, l'estomac étant très-endolori et exécutant mal ses fonctions. Un régime doux et soutenu finit par triompher de ces accidens.

4ᵐᵉ OBSERVATION.

CHOLÉRINE GRAVE OU COMPLIQUÉE.

La veuve Clerc, âgée de 49 ans, d'un tempérament lymphatique-sanguin, habituellement bien portante, ressentait depuis plus de quinze jours une douleur à l'épigastre, avec un sentiment d'anxiété dans cette région. Le 19 du mois d'août, elle fut prise tout à coup de vomissemens et de déjections alvines, qui se répétaient fréquemment. Appelé immédiatement auprès d'elle, nous observâmes les symptômes suivans : douleur de tête peu intense, coloration légère de la face, yeux naturels, soif intense ; rougeur et sécheresse de la langue, gêne légère de la respiration, douleur aiguë à l'épigastre, augmentant par la pression, souplesse de l'abdomen, vomissemens et déjections alvines de matières liquides, blanchâtres, chaleur de la peau, pouls fréquent et légèrement élevé, prostration extrême.

Eau d'orge pour boisson, cataplasme émollient sur le ventre, demi-lavemens émolliens.

Le 20, même état.

Même prescription ; vingt sangsues à l'épigastre.

Le 21, les vomissemens et les déjections alvines ont cessé, la céphalalgie a disparu, la face n'est plus colorée, la soif est nulle, quoique la rougeur et la sécheresse de la langue se maintiennent, l'épigastre est moins douloureux, le pouls moins élevé, la peau moins chaude, la respiration plus libre.

Même prescription, à part l'application des sangsues qui n'est pas répétée.

Le 22, le 23, le 24 et le 25, l'amélioration continue d'être progressive, sous l'influence du même traitement. Seulement, la rougeur et la sécheresse de la langue se maintiennent pendant plusieurs jours encore; elles disparaissent enfin, et la malade entre en convalescence, qui a été extrêmement longue.

RÉFLEXIONS.

Ces cholérines, que j'appelle graves ou compliquées, parce qu'elles se compliquaient constamment d'un état d'excitation dans les premières voies et quelquefois dans les méninges, ont été si fréquentes qu'il ne s'est, pour ainsi dire, pas passé de jour pendant plusieurs mois que nous n'en ayons observé quelques cas. Leurs symptômes caractéristiques étaient une prostration extrême, des vomissemens et des déjections alvines; il s'y joignait quelquefois une céphalalgie violente et des rêvasseries. Ces derniers symptômes cédaient toujours à la saignée générale; les autres étaient efficacement combattus par les saignées locales et la méthode antiphlogistique; nous avons vu, cependant, cinq ou six cas dans lesquels ils ont persisté avec une telle ténacité que les malades ont fini par succomber, malgré l'emploi des moyens que nous supposions les plus appropriés. Ce qui nous prouve que ces affections se ressentaient de la constitution atmosphérique et se trouvaient sous l'influence cholérique, c'est la prostration extrême qu'elles déterminaient, la persistance des vomissemens et de la diarrhée, qui ne cédaient quelquefois qu'au bout de sept ou huit jours, la nature des matières qui en provenaient, lesquelles étaient parfaitement identiques à celles rejetées par les sujets atteints du Choléra, et, enfin, la durée de la convalescence, qui était presque toujours longue et pénible. Nous avons observé fréquemment des irritations des voies gastriques, parce qu'elles sont très-fréquentes dans le pays que nous habitons, mais elles n'ont jamais présenté, à moins qu'elles ne fussent portées au plus haut point, ce qui certainement n'a pas eu lieu dans l'épidémie actuelle, cet ensemble de symptômes et surtout cette fréquence et cette opiniâtreté de vomissemens qui ont caractérisé cette épidémie.

Ces cholérines, de même que les précédentes, étaient fréquentes non seulement dans les localités infectées par le Choléra, mais aussi dans les localités environnantes. Loin d'avoir observé qu'elles fussent le prodrome de cette maladie, nous avons, au contraire, remarqué qu'elles en mettaient à l'abri les personnes qu'elles affectaient.

5me OBSERVATION.

CHOLÉRA-INFLAMMATOIRE.

Le sieur Phalip, voiturier, âgé de 43 ans, d'une constitution vigoureuse, d'un tempérament sanguin, fut pris spontanément dans la nuit du 21 au 22 du mois d'août d'une indisposition qui lui parut assez grave pour nous faire appeler immédiatement. Deux heures après l'invasion de la maladie nous étions auprès de lui (1); voici les symptômes qu'il nous présenta. Yeux ternes; face pâle, allongée; langue chaude, naturelle; absence de soif; haleine chaude; voix rauque, commençant à s'éteindre; vomissemens répétés de quelques alimens d'abord, puis d'un liquide verdâtre qui change bientôt de couleur et prend celle d'une tisane de riz un peu chargée; déjections alvines d'un liquide semblable au précédent et d'une odeur *sui generis*; douleur peu intense à l'épigastre et dans les autres régions de l'abdomen, qui sont aussi le siége d'une anxiété fatiguante; rétraction très-prononcée du ventre; crampes excessivement douloureuses dans les extrémités; fraîcheur de la peau des membres et de la face; pouls petit, concentré; prostration musculaire.

Eau chaude en grande quantité pour favoriser les vomissemens, frictions sur les membres avec des linges secs et chauds.

Deux heures après, une réaction se manifeste; la face se colore, elle reprend son expression naturelle; les yeux recouvrent leur éclat; les vomissemens deviennent moins fréquens et finissent par cesser entièrement; les crampes disparaissent; la chaleur revient à la peau; le pouls se développe; une transpiration abondante et générale s'établit.

Infusion chaude de fleur de tilleul, prise, fréquemment en petite quantité, pour favoriser la transpiration.

----

(1) Il habite le hameau de Cannac, distant de Lacaune d'une lieue et demie de poste.

Le 23 , la transpiration, qui s'est maintenue toute la journée précédente , a complétement cessé ; la voix a repris son timbre naturel ; elle est seulement un peu faible ; la diarrhée , les douleurs abdominales, la rétraction du ventre persistent ; il n'y a plus d'anxiété, la chaleur de la peau est tant soit peu élevée , le pouls offre un léger développement.

Eau de riz pour boisson, grand cataplasme émollient sur le ventre , demi-lavemens avec une décoction de mauves.

Le 24, même état.

Même prescription.

Le 25, l'abdomen n'est plus endolori ; la chaleur de la peau n'est plus élevée, le pouls a repris son rhythme naturel ; la diarrhée, la prostration se maintiennent.

Même boisson, même cataplasme, demi-lavemens avec la décoction d'une tête de pavot, une cuillerée d'amidon et un jaune d'œuf.

Le 26 et le 27 , même état.

Même prescription.

Le 28, la diarrhée n'existe plus.

Eau d'orge pour boisson, quelques légers bouillons.

Le 29, le 30, le 31 , l'amélioration se soutient.

La prescription n'est point changée.

Depuis lors cette amélioration continue d'être progressive. Toutefois les alimens les plus légers, pris en très-petite quantité, fatiguent à tel point que, maintes fois, le malade est obligé de se remettre à la diète pendant un ou deux jours, et que, pendant long-temps, il ne les supporte qu'avec une difficulté extrême. La prostration se maintient également très-grande pendant long-temps.

6ᵐᵉ OBSERVATION.

CHOLÉRA-INFLAMMATOIRE.

Le sieur Fabre, âgé de 55 ans, était affecté de diarrhée depuis quatre ou cinq jours. Le 18 août, il s'exposa une partie de la journée, malgré cette indisposition, aux influences d'une atmosphère froide et humide. Le soir, après avoir ressenti quelques frissons, des crampes aiguës le saisirent aux extrémités supérieures et inférieures ; il eut, en même temps, des vomissemens et des déjections alvines fréquemment répétés de matières liquides, porracées d'abord, puis blanchâtres, parmi lesquelles on remarquait quelques vers lombricoïdes. A ces symptômes se joignirent les suivans : face pâle, yeux ternes, un peu caves ; langue rouge, sèche ; altération, voix affaiblie ; douleur abdominale, plus forte à la pression, s'étendant de l'épigastre à l'ombilic ; rétraction du ventre très-prononcée ; fraîcheur de la peau des membres et de la face ; pouls petit, concentré ; prostration.

Infusion chaude de tilleul pour boisson, cataplasme émollient sur le ventre, frictions sur les membres avec des linges préalablement chauffés.

Le 19, les vomissemens et les crampes ont cessé ; la face est animée, les yeux sont brillans, quoique toujours légèrement enfoncés ; la voix est plus forte, la chaleur de la peau intense, le pouls très-développé. Les autres symptômes persistent : il s'y joint de la céphalalgie.

Saignée du bras de dix onces ; eau de riz pour boisson , cataplasme émollient sur le ventre, demi-lavemens avec une décoction de mauves.

Le 20 , la face est moins animée, la chaleur de la peau moins intense, le pouls moins développé, la douleur abdominale moins forte ; la rougeur, la sécheresse de la langue, l'altération, la rétraction de l'abdomen , la diarrhée persistent.

Même tisane, même cataplasme , mêmes demi-lavemens.

Le 21 , le 22 , la plupart de ces symptômes se dissipent sous l'influence du même traitement.

Le 23 , il ne reste que la prostration , la diarrhée, la rétraction du ventre , le léger enfoncement des yeux , qui ne se dissipe que plus tard.

Eau de gomme acidulée avec du jus de citron, pour boisson ; même cataplasme , demi-lavemens avec la décoction d'une tête de pavot.

Le 24, le 25, la diarrhée disparaît par l'effet des mêmes prescriptions.

Le 26 , le malade entre en convalescence, qui, de même que celle du sujet de l'observation précédente , est longue et pénible.

RÉFLEXIONS.

Les deux observations qui précèdent, doivent suffire pour donner une idée de ce que nous appelons Choléra-inflammatoire. C'est une affection qui, de même que le Choléra-ataxico-adynamique, présente, le plus souvent, les deux périodes de concentration et de réaction, mais à un degré infiniment plus faible, qui permet à l'art d'user de

ses ressources, pour la combattre avec avantage.
Les symptômes cholériques, qui se développent tels
que la pâleur, l'allongement de la face, le faible
enfoncement des yeux, l'altération légère de la voix,
les matières spécifiques des vomissemens et des déjections alvines, la rétraction très-prononcée de
l'abdomen, la violence des crampes, la fraîcheur
de la peau, la faiblesse, la concentration du pouls,
la prostration, les signes de réaction qui surviennent ordinairement au bout de quelques heures,
suffisent, selon nous, pour la caractériser et indiquer son origine. Dans cette variété, les lésions
de l'inervation et l'épuisement des forces ne sont
pas portés au point que les appareils organiques
soient totalement prostrés, notamment l'appareil
circulatoire, qui ne tarde pas à réagir et dont
l'activité prévient la dexoxigénation, la carbonisation, la stagnation du sang, et, par suite, les
phénomènes redoutables qui les accompagnent. C'est
ce qui explique la facilité avec laquelle les plus
légers stimulans déterminent une réaction salutaire,
et surtout celle avec laquelle la méthode antiphlogistique triomphe des accidens qu'elle développe,
par le motif que les humeurs n'ayant subi que peu
ou point d'altération, les organes n'étant pas profondément lésés, on n'a, pour ainsi dire, qu'à
combattre une fièvre inflammatoire, compliquée
quelquefois d'irritations ou de congestions locales
peu intenses.

Vainement voudrait-on nier, en s'appuyant sur
le peu de gravité des symptômes et la facilité avec
laquelle ils cèdent aux efforts de la nature et à ceux
de l'art, le caractère cholérique de cette affection :

ces symptômes se rencontrent pour la plupart dans le Choléra-ataxico-adynamique. La seule différence qu'ils présentent dans ce dernier et dans le Choléra-inflammatoire, ne tient qu'à leur plus ou moins d'intensité ; mais ce n'en sont pas moins toujours les mêmes symptômes qui caractérisent la même maladie à des degrés plus ou moins violens (1). Il nous semble qu'on a fait jusqu'ici trop peu d'attention aux nuances les moins graves du Choléra-Morbus-asiatique. Si on les eût étudiées avec plus de soin, on se serait convaincu du peu de portée de la plupart des théories émises sur cette maladie, et, peut-être, serait-on parvenu, en s'élevant des degrés inférieurs aux degrés supérieurs, à se former des idées plus saines de sa nature.

Cette variété du Choléra a été la plus fréquente dans les montagnes de Lacaune : les exemples en ont été multipliés. Sévissant principalement chez les jeunes gens et les adultes des deux sexes, elle a fait succomber peu d'individus, tandis qu'à la même époque, le Choléra - Typhoïde exerçait de grands ravages sur le littoral de la Méditerranée où il semblait épuiser son intensité. Nous pensons avoir donné la solution de la différence de ces résultats, dans les développemens consacrés à l'appréciation des influences locales.

----

(1) *Freind*, l'illustre *Barthez*, ont fait le reproche à *Sydenham* d'avoir mal à propos distingué, en plusieurs espèces diverses, des fièvres épidémiques, qui différaient plutôt par le degré que par le genre.

(Discours sur le Génie d'Hippocrate.)

7ᵐᵉ OBSERVATION.

CHOLÉRA-ATAXIQUE.

La femme Gache, de Pierreségade, enceinte de sept ou huit mois, fut prise, vers le 8 ou le 9 du mois d'août, d'une attaque de Choléra, qui survint à la suite d'une diarrhée peu abondante et de courte durée. Le 18 du même mois, nous trouvant au lieu de Pierreségade, M. le Docteur Sers, qui la soignait avec beaucoup de zèle et de discernement, nous pria de la visiter. Il nous dit que, depuis l'invasion de la maladie, elle avait constamment présenté les symptômes que nous allions observer, qui s'étaient maintenus sans subir d'altération. Ces symptômes étaient les suivans : face pâle, étirée, portant l'empreinte d'une sorte d'hébétitude ; yeux ternes, enfoncés dans leur orbite ; conjonctives non injectées, joues caves, nez pincé, vertige, crampes douloureuses, amaigrissement, pouls lent, faible ; fraîcheur de la peau, prostration musculaire.

M. Sers avait employé, pour combattre ces accidens, des anti-spasmodiques choisis dans la classe des diffusibles. Nous convînmes de lui faire prendre une potion musquée, et de lui appliquer deux larges vésicatoires à la partie interne des cuisses. La première de ces prescriptions ne fut pas exécutée, la seconde le fut. Peu de temps après des symptômes d'avortement se manifestèrent ; le fœtus et le placenta furent expulsés avec l'aide des secours de l'art administrés par M. Sers. Dès cet instant la malade fut dans un état progressif d'amélioration, qui ne fut troublé que par des crampes qui survinrent, six ou sept jours après, aux membres supérieurs, et qui cédèrent promptement à l'emploi des frictions avec le laudanum.

8me OBSERVATION.

CHOLÉRA-ATAXIQUE.

Le sieur Phalip, âgé de 70 ans, fut affecté, le 16 du mois d'août, d'une diarrhée qui persista pendant quelques jours. D'autres accidens s'étant développés le 18, il réclama les secours de notre ministère. Voici les symptômes qu'il nous présenta : vertige, face pâle, étirée; yeux ternes, enfoncés dans leur orbite, conjonctives non injectées, joues caves, voix rauque, légèrement éteinte; rétraction du ventre, crampes dans les membres; amaigrissement, pouls conservant son rhythme naturel; chaleur de la peau légèrement affaiblie, prostration.

Infusion de tilleul pour boisson, frictions sur les membres avec le laudanum liquide, cataplasmes sinapisés aux pieds.

Le malade refuse, pendant trois jours, d'exécuter nos prescriptions; les symptômes persistent.

Le 21, vésicatoires aux jambes, potion avec cinq onces d'eau de laitue, six grains de thridace et quelques grains de musc.

Le 22, les crampes ont perdu de leur intensité. *Même prescription.*

Le 23 et les jours suivans, l'amélioration continue d'être lentement progressive.

Sur la fin de la convalescence des écarts de régime ont déterminé le retour de la diarrhée, qui n'a été suivie d'aucun accident, si ce n'est d'une anasarque des extrémités inférieures, qui s'est dissipée par l'emploi de frictions faites avec un liniment composé de six onces d'huile de camomille, d'un gros de teinture de scille, et de même quantité de teinture de digitale.

RÉFLEXIONS.

Nous désignons cette variété du Choléra, sous le nom de Choléra-Ataxique, parce que la cause morbifique nous paraît porter principalement son action sur le système nerveux, la circulation n'étant que peu ou pas du tout altérée, et la guérison, qui se fait toujours plus ou moins long-temps attendre, survenant sans qu'il se manifeste des signes appréciables de réaction. Les crampes, l'amaigrissement, l'aspect de la face, la rétraction du ventre, l'altération de la voix, l'absence d'aucune douleur dans l'abdomen ou ailleurs, l'état normal ou presque normal du pouls, le maintien ou le léger affaiblissement de la chaleur cutanée, la non apparition des vomissemens et de la cyanose, en un mot, tous les symptômes observés, nous confirment dans l'idée de la rectitude du jugement que nous portons à cet égard, en ce qu'ils dénotent uniquement une altération de l'inervation isolée de toute autre lésion des fonctions organiques. Le vertige lui-même, qui est quelquefois le prodome d'une congestion cérébrale, ne peut pas tromper l'observateur attentif dans cette circonstance, parce qu'il est constamment accompagné d'une injection fortement prononcée des vaisseaux de la conjonctive, lorsqu'il indique un afflux du sang dans le cerveau, ce qui n'a point lieu quand il est sous la dépendance d'une affection spasmodique.

Cette variété du Choléra a été la moins commune ; nous n'en avons observé que trois exemples ; ils ont tous été suivis de guérison : elle paraît former un degré intermédiaire entre le Choléra-inflammatoire et le Choléra-Typhoïde, étant bien moins grave que l'un, et beaucoup plus grave que l'autre.

9ᵐᵉ OBSERVATION.

CHOLÉRA-ATAXICO-ADYNAMIQUE ou TYPHOIDE.

La femme Granier, âgée de 32 ans, d'une constitution robuste, était atteinte de diarrhée depuis le 17 du mois d'août ; à cela près, elle n'éprouvait aucun dérangement. Le 19, elle se leva bon matin et fut pieds nus ramasser de l'herbe fraîche et humide dans un bois voisin. De retour chez elle, elle prit du linge lessivé la veille, et fut le laver dans un ruisseau. Peu de temps après, ses mains, qui trempaient dans l'eau froide, furent saisies de crampes violentes qui gagnèrent rapidement les extrémités supérieures et inférieures : des vomissemens et des déjections alvines ne tardèrent pas à survenir ; ce fut alors que nous fûmes appelé. Nous observâmes les symptômes suivans, dont le développement eut lieu tout au plus en un quart d'heure. Yeux ternes, profondément enfoncés dans leur orbite ; pupilles contractées, nez pincé, joues caves, face pâle, grippée, exprimant la souffrance et l'anxiété, légèrement cyanosée ; langue pâle, humide, rétractée, froide, ainsi que l'haleine ; voix éteinte, respiration gênée, anxiété épigastrique, rétraction du ventre, vomissemens et déjections alvines de matières liquides, blanchâtres, floconneuses ; suppression de la sécrétion de l'urine, pouls à peine filiforme ; peau froide, glacée ; doigts parcheminés, légèrement cyanosés, ainsi que les ongles ; crampes très-douloureuses, tendance à se découvrir, agitation générale excessive.

Infusion chaude de menthe pour boisson ; de deux en deux heures deux cuillerées à bouche d'une potion composée de quatre onces d'eau de tilleul, deux onces de sirop d'œillet, une once d'esprit de mindererus, quatre scrupules de laudanum de sydenham, une once d'éther sulfurique, cataplasmes chauds et sinapisés aux mains et aux pieds, frictions sur les membres avec des linges chauds.

Six heures après, les vomissemens ont cessé, les autres symptômes persistent.

Même prescription, les cataplasmes sinapisés sont placés aux jambes, demi-lavemens avec la décoction d'une tête de pavot.

Le 10, les conjonctives sont fortement injectées, les yeux entr'ouverts, convulsés, la face, les mains, les avant-bras cyanosés ; il y a tendance à l'assoupissement ; les réponses sont lentes et tardives, la langue est sèche, grillée, le pouls complétement éteint ; les autres symptômes ont conservé leur intensité.

Infusion de fleur de tilleul pour boisson, vésicatoires à la partie interne des cuisses et le long de la colonne vertébrale.

La malade succombe au bout de quelques heures, sans avoir été réchauffée, et présentant des signes d'une congestion cérébrale.

10me OBSERVATION.

CHOLÉRA-ATAXICO-ADYNAMIQUE ou TYPHOIDE.

Le sieur Revel-Cabrelle, âgé de 67 ans, d'une constitution robuste, bien conservé pour son âge, était atteint de diarrhée depuis cinq ou six jours, sans en éprouver d'autre incommodité qu'un affaiblissement progressif. Le 31 août, les symptômes suivans se déclarent subitement. Face grippée, cyanosée, yeux ternes, enfoncés; nez pincé, joues caves; langue pâle, humide, froide, ainsi que l'haleine; absence de soif; voix complétement éteinte; gêne de la respiration; anxiété épigastrique portée au plus haut point; abdomen collé au rachis; vomissemens et déjections alvines de matières liquides, porracées d'abord, puis blanchâtres, floconneuses, parmi lesquelles on remarque quelques vers lombricoïdes; suppression de la sécrétion de l'urine; crampes douloureuses aux membres; doigts éfilés, parcheminés, cyanosés, ainsi que les mains; peau d'un froid cadavérique; absence totale, du moins appréciable, des battemens du cœur et du pouls dans les principales artères; agitation générale excessive; tendance à se découvrir, à se jeter hors du lit, à se renverser en arrière.

Cinq grains d'ipécacuanha en poudre, de cinq minutes en cinq minutes, jusqu'à la dose de trente grains; eau chaude en grande quantité pour favoriser les vomissemens; sinapismes aux membres supérieurs et inférieurs.

Cinq ou six heures plus tard, même état. L'ipécacuanha n'a point changé la nature des matières rejetées par le vomissement.

Infusion chaude de menthe pour boisson ; frictions sur les membres avec des linges chauds.

Il ne survient point d'amélioration ; le malade expire en quelque sorte subitement quelques heures plus tard, après dix ou douze heures de maladie, assis sur une chaise sur laquelle il s'était fait placer.

RÉFLEXIONS.

Ce dernier degré du Choléra, que nous nommons Ataxico-Adynamique ou Typhoïde, a présenté, sans être très-fréquent, des cas assez nombreux dans le canton de Lacaune. La grande majorité des personnes qui en ont été atteintes a succombé ; quelques-unes cependant ont été sauvées plutôt par les efforts de la nature que par ceux de l'art, une transpiration abondante, suivie d'un amandement notable, étant survenue dans le moment de la réaction ; d'autres ont été guéries sans le concours de cette circonstance, mais alors l'amélioration a eu lieu d'une manière progressive et excessivement lente. Cette nuance, dans laquelle les fonctions de la circulation et de l'inervation sont profondément lésées, a été trop étudiée pour que nous cherchions à démontrer ce que ces signes ont de caractéristique ; il n'y a que des personnes ignorantes ou de mauvaise foi qui puissent contester leur origine cholérique, et ce serait peine perdue que de vouloir convaincre les unes ou les autres.

RÉSUMÉ DES SYMPTOMES PROPRES A CHACUNE DE CES CINQ FORMES DU CHOLÉRA.

Ainsi cholérine simple, cholérine grave ou compliquée, Choléra-inflammatoire, Choléra-Ataxique, Choléra-Ataxico-Adynamique ou Typhoïde, telles sont les cinq formes sous lesquelles nous pensons que le Choléra s'est développé dans le canton de Lacaune; pour nous, leur origine est commune, leur nature parfaitement identique : les seules différences qui les caractérisent sont leur plus ou moins grand nombre de symptômes, leur violence plus ou moins grande, les complications dont elles s'accompagnent : ces circonstances à part, ce sont les parties d'un même tout, dont une seule ne peut être détachée sans en rompre l'harmonie. Nous avons démontré, dans les réflexions qui suivent les observations, l'identité qui existe entre les symptômes des unes et des autres, laquelle dénote cette communauté de nature et d'origine. Nous allons donner maintenant le résumé succinct de ces symptômes, tels qu'on les observe dans chacune de ces formes.

CHOLÉRINE SIMPLE.

Frissons irréguliers, vertige, céphalalgie; face have, plombée; yeux ternes, caves; amertume de la bouche; altération ou absence de soif; état limoneux de la langue; inappétence, pesanteur sans chaleur ni douleur à l'épigastre; borborygmes; légères tranchées; selles fréquentes, porracées, blanchâtres; prostration musculaire très-grande; lassitudes, douleurs dans le tronc et dans les membres; chaleur de la peau; fréquence et élévation du pouls.

CHOLÉRINE GRAVE ou COMPLIQUÉE.

Frissons irréguliers, céphalalgie plus ou moins violente; rêvasseries; face pâle ou animée; pupilles dilatées ou contractées; langue rouge, sèche, quelquefois humectée; soif nulle ou ardente; respiration gênée; inappétence; malaise épigastrique; douleur aiguë à l'épigastre et quelquefois dans les autres régions de l'abdomen, augmentant par la pression; vomissemens, déjections alvines de matières porracées, blanchâtres, parmi lesquelles se trouvent fréquemment des vers lombricoïdes; souplesse de l'abdomen; chaleur à la peau; pouls fréquent, concentré ou élevé; lassitudes, douleurs dans le tronc et dans les membres; prostration musculaire.

CHOLÉRA-INFLAMMATOIRE.

PÉRIODE DE CONCENTRATION.

Frissons irréguliers, diarrhée, avant l'invasion; face pâle, allongée; yeux ternes, caves; langue chaude, naturelle ou rouge et sèche; soif nulle ou ardente; haleine chaude, voix affaiblie, rauque, légèrement éteinte; gêne de la respiration; vomissemens et déjections alvines de matières liquides d'une odeur *sui generis*, porracées d'abord, puis blanchâtres, floconneuses, parmi lesquelles on remarque fréquemment des vers lombricoïdes; douleur vive ou légère à l'épigastre et dans les autres régions de l'abdomen, augmentant par la pression; anxiété épigastrique et abdominale très-fatiguante; rétraction très-prononcée du ventre; continuation de la sécrétion de l'urine; crampes excessivement douloureuses dans les extrémités ; fraîcheur de la peau des membres et de la face ; pouls petit, concentré, prostration musculaire.

PÉRIODE DE RÉACTION.

Face animée, yeux brillans, parfois un peu enfoncés ; langue chaude, naturelle ou rouge et sèche ; soif nulle ou ardente ; haleine chaude, voix naturelle, affaiblie, rauque, légèrement éteinte ; gêne de la respiration, déjections alvines de matières blanchâtres, floconneuses, douleurs vives ou légères à l'épigastre et dans les autres régions de l'abdomen ; rétraction du ventre, continuation de la sécrétion de l'urine ; chaleur de la peau plus ou moins élevée, développement du pouls plus ou moins grand, prostration musculaire. Il se joint quelquefois à ces signes des symptômes d'une congestion du cerveau ou de tout autre organe ; nous les décrirons plus bas.

CHOLÉRA-ATAXIQUE.

Diarrhée quelques jours avant l'invasion, vertige, hébétitude, face pâle, étirée ; yeux ternes, enfoncés dans leur orbite ; conjonctives non injectées ; joues caves ; nez pincé, voix rauque, légèrement éteinte ; rétraction du ventre ; crampes douloureuses dans les membres ; amaigrissement, pouls lent, faible, naturel ; fraîcheur ou chaleur légère de la peau, prostration musculaire.

CHOLÉRA-ATAXICO-ADYNAMIQUE ou TYPHOÏDE.

PÉRIODE ALGIDE.

Le plus souvent, avant l'invasion, symptômes de la cholérine simple. Après l'invasion, vertige, céphalalgie, hébétitude, délire, assoupissement, coma, tête pendante sur l'oreiller, basse, renversée en arrière avec le cou proéminant; ces symptômes existaient quelquefois, mais ils manquaient bien plus fréquemment. Face grippée, pâle, plombée, violette; yeux ternes, entr'ouverts, fixes, convulsés, eccymosés, vitrés, chassieux, enfoncés; pupilles dilatées ou contractées, dilatées d'un coté, contractées de l'autre, offrant quelquefois un mouvement d'ondulation déterminé par leur dilatation et leur contraction successives (1); nez pincé, narines pulvérulentes, joues caves; lèvres rouges, sèches, fuligineuses, ainsi que les dents; langue froide, pâle, humide, rétractée, visqueuse ou rouge, noirâtre, sèche, grillée; soif nulle ou ardente, haleine froide, voix rauque, cave, soufflée, éteinte; sensation d'une chaleur dévorante qui s'étend de la région précordiale à la gorge; anxiété, oppression continues à l'épigastre; hoquet, vomissemens et déjections alvines de matières liquides d'une odeur *sui generis*, porracées, rougeâtres, le plus souvent blanchâtres, floconneuses, dans lesquelles on remarque parfois des vers lombricoïdes, selles quelquefois sanguinolantes; douleurs, tortillemens d'entrailles, ténesme; suppression de la sécrétion de l'urine; rétraction du ventre, qui paraît collé au rachis; crampes excessivement douloureuses aux membres, doigts éfilés, parcheminés, cyanosés, ainsi que les ongles, les mains, les avant-bras et parfois d'autres parties du corps; amaigrissement,

---

(1) C'est M. Rigal qui nous a fait connaître ce signe, dont nous ignorions l'existence et la valeur.

atrophie, momification, pouls faible, filiforme, éteint, peau fraîche, d'un froid glacial, ecchymosée, conservant les plis que l'on y fait, sueur tiède, froide, visqueuse; prostration extrême, *decubitus* sur le côté ou sur le ventre, les bras et les jambes ramassés et fortement contractés, agitation continuelle, anxiété extrême, tendance à se découvrir, à se jeter hors du lit, à se renverser machinalement en arrière.

PÉRIODE DE RÉACTION.

Dans cette période, il se manifeste plusieurs ordres de symptômes, selon que la réaction, qui est rarement exempte d'accidens redoutables, détermine une congestion cérébrale, une congestion pulmonaire, une affection typhoïde, ou ne détermine rien du tout.

CONGESTION CÉRÉBRALE.

Le pouls, qui était faible, petit, se développe par degrés, et acquiert quelquefois une plénitude, une dureté étonnantes; d'autres fois, les efforts de la nature, pour le relever, sont impuissans; il reste lent, misérable; en même temps, la chaleur revient à la peau; elle peut être intense, alitueuse, faible, générale, partielle; les conjonctives sont toujours fortement injectées; les yeux reprennent de l'éclat; ils sont entr'ouverts, fixes hagards, convulsés; le *facies* présente un aspect moins asphixique, souvent il se colore, s'anime fortement; de la céphalalgie, des rêvasseries, du délire, de la somnolence, du coma, se manifestent; les idées s'embarrassent; il y a de l'hébétitude;

le malade répond tard et lentement aux questions qu'on lui adresse ; la langue est fréquemment rouge, sèche, la soif ordinairement nulle ; quelques malades éprouvent une sensation de constriction à la gorge, qui les étouffe et les fatigue singulièrement. La respiration peut être naturelle, gênée, lente, stertoreuse ; il existe encore souvent de la douleur dans quelque point des voies gastriques ; la diarrhée cesse ou persiste ; la rétraction du ventre se maintient ; fréquemment la sécrétion de l'urine, qui avait été suspendue dans la période algide, a lieu de nouveau ; mais son émission ne se fait pas ; elle reste dans la vessie, qui se distend énormément ; une roideur tétanique s'empare de la mâchoire inférieure et des membres.

CONGESTION PULMONAIRE.

Les symptômes généraux de la réaction sont les mêmes que ceux de la congestion cérébrale, sauf ceux qui se trouvent caractéristiques. A leur place, on observe de la céphalalgie, des yeux naturels ou injectés, de la coloration à la face, un état de gêne, d'oppression, râleux de la respiration, un ou plusieurs points pleurétiques douloureux.

COMPLICATION TYPHOÏDE.

Le pouls, en général, ne se relève que faiblement ; il est très-fréquent, parfois intermittent ; la chaleur de la peau ne revient qu'avec une lenteur extrême, et acquiert rarement une certaine élévation ; bien souvent, elle n'est que partielle ; la peau est rude, sèche, terreuse ; il y a de l'embarras dans les idées, de l'hébétitude, de la somnolence ; les yeux sont chassieux, ils s'excavent, s'obscurcissent; la face se tuméfie quelquefois, elle est comme bouffie; les lèvres, les dents, la langue se sèchent, deviennent rouges, grillées, noirâtres, fuligineuses; il existe une oppression souvent faiblement râleuse; le ventre se distend, se ballone, il reste douloureux; la diarrhée se supprime ou persiste : elle est alors presque toujours noirâtre et fétide.

RÉACTION SANS ACCIDENS.

Lorsque la réaction n'est pas suivie d'accidens, la chaleur de la peau revient avec lenteur; elle est graduelle, peu intense, douce, uniforme ; le pouls se relève graduellement; il n'acquiert ni trop de fréquence, ni trop d'élévation ; en même temps, les autres symptômes de la période algide se dissipent d'une manière successive. Malheureusement cette terminaison est si rare que les exemples en sont peu nombreux.

Il arrive chez quelques malades qu'au lieu de se rétablir en entier, il leur reste de la rougeur, de la sécheresse à la langue, de l'altération, un timbre particulier dans la voix, de la rétraction dans le ventre, de légères tranchées, de la diarrhée, de la chaleur à la peau, de la fréquence, de l'élévation dans le pouls. Cet état, qui n'est pas sans gravité, et dont la durée est interminable, peut être néanmoins combattu avec efficacité dans la plupart des cas par une méthode convenable.

Il est inutile de dire que trop souvent, dans la période de réaction, les symptômes de ces divers accidens se trouvent confondus chez le même sujet, et que c'est à la sagacité du médecin de faire la part de ceux qui appartiennent aux uns et aux autres.

PRONOSTIC.

Le pronostic de la cholérine simple n'a rien de grave dans les localités où ne règne point le Choléra-Typhoïde; il doit être plus réservé dans celles où il a éclaté, parce qu'il peut se faire qu'elle n'en soit que le prodrome.

La cholérine grave ou compliquée n'est fâcheuse que dans les cas où les vomissemens et la diarrhée sont opiniâtres, qu'il s'y joint du hoquet, de la rougeur, de la sécheresse à la langue, de l'anxiété épigastrique, des lipothymies, ou lorsqu'une congestion cérébrale vient la compliquer; elle n'offre aucun danger dans les circonstances contraires.

La période de concentration du Choléra-inflammatoire n'a rien d'alarmant; elle se dissipe avec facilité. Néanmoins, elle n'annonce rien de bon, lorsque, ainsi qu'on le voit quelquefois, la face est grippée, les yeux et les joues caves, le nez pincé, parce qu'il est à craindre que des congestions locales graves se manifestent dans la réaction. Ces congestions, la persistance opiniâtre des vomissemens et de la diarrhée, une inflammation sur-aiguë des voies digestives sont seules à redouter dans cette période.

Le Choléra-Ataxique est toujours grave, quoique l'appareil digestif et celui de la circulation soient faiblement affectés; l'état de spasme, dans lequel se trouvent les organes, trouble leurs fonctions, qui se rétablissent avec lenteur et difficulté. Porté à un certain point, il pourrait devenir mortel, par suite des lésions consécutives qui surviendraient probablement.

Le Choléra-Ataxico-Adynamique ou Typhoïde est presque toujours funeste.

La stupeur, le délire, la face fortement grippée, cyanosée, les yeux entr'ouverts, convulsés, excavés, ecchymosés, les pupilles inégalement contractées, la langue et l'haleine froides, la voix éteinte, l'oppression, l'anxiété épigastrique, portées au plus haut point, des vomissemens continus, des selles fréquentes, abondantes, blanchâtres ou sanguinolentes, des crampes aiguës, les membres ramassés, contractés, la faiblesse, la cessation des battemens du pouls radial, l'absence de l'urine, la peau froide, flasque, recouverte d'une sueur visqueuse, d'ecchymoses violettes, les doigts éfilés, parcheminés, cyanosés, l'agitation générale excessive, la tendance à se découvrir, à se jeter hors du lit, à se renverser en arrière, sont des signes mortels, lorsqu'ils se trouvent réunis. Le péril n'est guère moindre, lorsque la majeure partie de ces symptômes existe, quoique les autres manquent.

Il peut arriver que la face reprenne son expression naturelle, que les crampes cessent, ainsi que les autres simptômes; mais que la voix reste éteinte, le pouls filiforme, la peau froide, que la diarrhée persiste; alors les malades peuvent se maintenir dans cet état pendant plusieurs jours, pendant quinze jours même, au bout desquels ils périssent.

On ne doit pas compter sur la guérison tant que la face présente un aspect cholérique, que la voix est rauque, le pouls faible ou naturel, l'urine supprimée, quoique les autres accidens soient dissipés; les premiers alimens qui sont pris peuvent devenir funestes.

Quelquefois les symptômes se dissipent, une réaction équivoque se manifeste; la peau est chaude, légèrement collante; le pouls est un peu relevé; mais le *facies* reste cholérique, les yeux se convulsent, les conjonctives s'injectent, les joues prennent une teinte rosée, les lèvres, la langue rougissent, se sèchent, le hoquet se manifeste, l'épigastre est douloureux. Cinq ou six jours se passent, au bout desquels les vomissemens, la diarrhée, les crampes reparaissent; une réaction violente survient, et le malade succombe d'une congestion cérébrale.

Chez quelques sujets les vomissemens se suppriment, les crampes cessent, le *facies* perd son aspect cholérique, les urines se sécrètent; mais la diarrhée persiste, la chaleur cutanée ne s'élève que faiblement, le pouls reste petit, les yeux se convulsent, deviennent fixes, hagards, les pupilles se contractent, les conjonctives s'injectent, la face se colore, les idées s'embarrassent, le délire survient, l'urine s'accumule dans la vessie, la respiration devient lente, stertoreuse; la mort survient rapidement par suite d'un état apoplectique.

Le délire, le coma, avant la réaction, sont des signes mortels; ils sont moins dangereux après la réaction.

Il est mauvais que la tête soit pendant sur l'oreiller ou renversée en arrière, la respiration râleuse.

L'injection des conjonctives, le renversement en

haut des globes oculaires, un mouvement d'ondulation des pupilles, produit par leur contraction et leur dilatation successives, l'accumulation de l'urine dans la vessie, doivent faire craindre une congestion, cérébrale.

Une forte oppression épigastrique, la cessation trop prompte des vomissemens ou leur persistance trop opiniâtre, des tortillemens continus d'entrailles, avec du ténesme, des selles trop fréquentes, trop prolongées et sanguinolentes sont de mauvais augure.

On doit regarder comme des signes funestes, la contracture des membres, la cyanose, la couleur plombée, violette de la face, la persistance de la suppression de l'urine, du froid de la peau, de la petitesse du pouls.

Une réaction incomplète avec faiblesse du pouls, chaleur partielle de la peau, est fâcheuse.

On ne saurait trop se méfier du calme apparent qui succède à la période algide ; ce n'est, hélas ! que trop souvent le calme précurseur de la tempête.

Les congestions qui surviennent dans la période estueuse sont presque toujours mortelles ; elles sont d'autant moins à craindre que la réaction est plus franche, parce qu'elles peuvent être plus énergiquement combattues.

La réaction sera d'autant plus à redouter que les moyens employés pour la déterminer auront été plus énergiques.

La complication typhoïde annonce un grand danger ; elle n'est point cependant essentiellement mortelle.

La diarrhée qui persiste après que les autres accidens sont dissipés ne doit pas être négligée ; ses suites peuvent devenir fâcheuses.

Les vieillards périssent plus rapidement que les enfans ; ceux-ci que les adultes.

Dans certaines localités, il est mort plus d'hommes que de femmes ; c'est le contraire qui a eu lieu dans d'autres.

L'absence du coma, du délire, l'altération moins profonde des traits, les yeux non convulsés, faiblement excavés, point ecchymosés, la langue et l'haleine fraîches ou un peu chaudes, la voix moins éteinte, se rapprochant le plus de son timbre naturel, l'oppression, l'anxiété épigastrique, peu prononcées, des vomissemens et des selles bilieux, peu fréquens, peu abondans, l'absence du hoquet, des crampes modérées, la persistance du pouls radial, sa faiblesse moins grande, la continuation de la sécrétion de l'urine, le froid peu intense de la peau, sa fraîcheur, son élasticité, l'absence de toute sueur, de toute ecchymose, les doigts moins déformés, non cyanosés, la flexion modérée des membres, l'agitation générale moins grande, sont des signes moins défavorables, quoiqu'ils ne soient pas sans gravité. Cette gravité diminue d'autant plus qu'ils sont moins nombreux et moins intenses.

La lenteur de la marche de la maladie est de bon augure, parce qu'alors les symptômes ont moins d'intensité et peuvent être plus facilement combattus.

La netteté des idées, la promptitude des réponses, l'humidité des yeux, la dilatation des pupilles, la langue humectée, non fuligineuse, le retour de la voix à son timbre naturel sont de bons signes.

Il est avantageux que l'oppression épigastrique manque, que l'urine se sécrète, que les vomissemens et la diarrhée persistent, pourvu qu'ils soient rares et ne se prolongent pas au-delà de quelques jours.

La période estueuse est d'autant moins à craindre que la période algide a été moins intense.

Il est bon que dans la période de réaction, le pouls soit plein, vif, la chaleur de la peau élevée ; l'art peut user de ses ressources pour combattre les accidens qui se développent.

Toutefois, il est encore meilleur que le pouls se maintienne dans de justes proportions, que la chaleur de la peau soit halitueuse, qu'une transpiration abondante s'établisse, surtout s'il succède à ces phénomènes une amélioration progressive.

PROPHYLAXIE.

Comme il est impossible ou du moins très-difficile de modifier certaines influences locales, qui, d'ailleurs, varient dans les divers pays, nous ne dirons rien à leur sujet. Nous ne parlerons que de celles qui se trouvent susceptibles de subir des modifications salutaires.

Lorsqu'on soupçonne que la stagnation de l'air dans les lieux bas et enfoncés nuit à sa pureté, il peut être avantageux d'allumer fréquemment, pour le purifier, de grands feux bien flamboyans, dans les rues et sur les places. Nous avons employé ce moyen avec succès dans le hameau de Cannac. Peut-être l'épidémie touchait-elle à sa fin ; mais toujours est-il certain que dès que nous y avons eu recours le nombre des malades a sensiblement diminué (1).

____

(1) Nous devons à la vérité de déclarer que nous n'avions point

Il importe de nettoyer l'intérieur des habitations, d'en faire disparaître les animaux domestiques, et les fumiers qui les encombrent quelquefois; de placer des chlorures dans les lieux d'aisance, dans les conduits des eaux ménagères, en un mot, partout où l'air se trouve vicié par des émanations putrides, soit qu'elles proviennent de la réunion d'un grand nombre d'hommes, d'animaux domestiques ou de tout autre cause. Il ne faut point oublier qu'il a été reconnu, à Paris, que les chlorures ne sont avantageux que dans ces circonstances, et que leur abus, loin d'avoir été utile dans des circonstances contraires, a été funeste, en déterminant des irritations catharrales qui favorisaient le développement de la maladie. Le camphre et d'autres substances analogues ont les mêmes inconvéniens sans en avoir les avantages.

Les bois de lit des misérables, presque toujours pourris et infects, devront être changés, de même que la paille sur laquelle ils couchent; on veillera à ce que les draps ne leur manquent pas, afin qu'ils puissent en changer chaque fois qu'il sera nécessaire. Leurs habitations seront blanchies à l'eau de chaux; les ouvertures de leurs maisons seront agrandies, tenues ouvertes; on en ouvrira d'autres pour établir des courans d'air, lorsqu'il sera reconnu

----

songé à ce moyen, et que l'idée nous en fut suggérée par M. le Curé Delpas, de Lacaune, ecclésiastique aussi distingué par ses lumières que par ses vertus chrétiennes, et le zèle philantropique avec lequel il a prodigué les secours et les consolations de la religion à des malheureux, auxquels ils étaient si nécessaires. Il a été dignement secondé, dans l'accomplissement de ces pénibles devoirs, par ses deux Vicaires, MM. Amalvi et Ferroul.

que ce fluide gazeux ne circule pas assez librement,
que sa stagnation altère sa pureté et le corrompt.
Les gens riches devront venir à leur secours, et se
rappeler, ainsi que l'a dit l'illustre et infortuné
Delpech, qu'il s'agit pour eux de la bourse ou de
la vie (1).

Il est inutile de dire que la propreté des personnes
est aussi indispensable, et que le linge de corps
devra être fréquemment renouvelé.

Les rues seront nettoyées, on en fera disparaître.
les mares, les fumiers, les boues, en un mot,
toutes les immondices; elles seront lavées souvent
et à grande eau ; les amas de bois, de pierres, etc.,
qui les obstruent seront enlevés, afin d'y favoriser
la circulation de l'air.

L'impression du froid et de l'humidité sur la peau,
étant une des causes déterminantes les plus actives
du Choléra, il importe de s'en garantir avec le
plus grand soin. Pour cet effet, on ne sortira pas
de trop grand matin ; le soir on rentrera de bonne
heure ; on s'exposera le moins possible au froid et
à l'humidité, à l'action des brouillards qui réunis-
sent ces deux conditions atmosphériques; lorsque
des pluies abondantes abaisseront subitement la
température de l'air, on se couvrira davantage, on
mettra des gilets, des ceintures, des caleçons, des
chaussettes de flanelle ; une douce chaleur sera en-
tretenue aux pieds et aux mains : loin de les plonger
dans une eau froide et courante, on devra même
faire chauffer l'eau dont on se sert pour laver le
linge ou pour d'autres usages domestiques.

____

(1) Lettre à Sir Henri Halford.

Les personnes qui auront été échauffées par une course, par un travail quelconque, éviteront soigneusement de se coucher à l'ombre ou sur un corps froid et humide ; elles s'abstiendront des boissons froides, jusqu'à ce qu'elles aient repris leur température naturelle.

Le bon vin, pris avec modération, loin d'être pernicieux, est, au contraire, une boisson salubre. Il est principalement utile aux personnes qui se nourrissent d'alimens grossiers, de digestion difficile, qui se livrent habituellement à des travaux fatiguans. Les liqueurs fortes et fermentées doivent être évitées, surtout le matin, lorsque l'estomac se trouve vide ; elles peuvent devenir avantageuses pour les personnes qui se livrent aux travaux de la campagne, qui les obligent à boire souvent, en les mélangeant, en petite quantité, avec l'eau dont elles se désaltèrent : le vin, le vinaigre peuvent servir au même usage. Nous ne sommes pas éloigné de penser que cette précaution, que nous avions recommandée dans la campagne, a prévenu le développement de plus d'un cas de Choléra. Les drogues échauffantes, telles que le poivre, la cannelle, le gérofle, etc., que l'on mélange quelquefois avec ces boissons, ne peuvent que les rendre très-excitantes et, conséquemment, très-insalubres.

Le lait froid, les salades, les fruits aqueux, oléagineux, tels que les poires, les pommes, les prunes, les amandes, les noix, etc., seront totalement proscrits du régime alimentaire ou mangés en petite quantité ; ils seront choisis bien mûrs ; leur action sera moins à redouter, lorsqu'on les aura fait cuire ; encore faudra-t-il les prendre avec modération. L'observa.

tion nous a convaincu qu'après l'impression du froid et de l'humidité, l'abus, le simple usage même des fruits, surtout s'ils ne sont pas mûrs ou s'ils se trouvent de mauvaise qualité, sont les deux causes les plus actives du développement du Choléra. Le relâchement qu'ils déterminent dans les voies digestives suffit pour rendre raison de l'action funeste qu'ils exercent. Les alimens échauffans, âcres, rances, trop salés, trop épicés seront également évités avec le plus grand soin. On peut user de la pomme de terre et des farineux en général, en enlevant la pellicule qui les recouvre; mais il sera prudent de ne les prendre qu'en petite quantité à la fois. Les œufs frais, les viandes blanches, bouillies ou rôties, les végétaux aqueux bien cuits devront former la base du régime alimentaire : ils ne seront jamais mangés avec excès, principalement dans les repas du soir.

Il sera prudent de se prémunir, autant que possible, contre les émotions de l'âme, le trouble qu'elles portent dans l'économie, spécialement dans le système nerveux, pouvant avoir les conséquences les plus fâcheuses, ainsi que l'expérience l'a démontré plus d'une fois. On ne saurait trop se familiariser avec cette idée que le Choléra est bien moins affreux, bien moins redoutable qu'on ne le suppose communément, parce que la terreur magique qu'il inspire disparaissant, on n'aura pas à craindre ces lésions des voies digestives et de l'inervation qui prédisposent singulièrement à le contracter.

Le Choléra pouvant se communiquer par infection, plusieurs personnes devront soigner les malades et se succéder alternativement dans cette tâche, afin de s'éloigner de temps en temps pour respirer un air plus pur. Les cholériques seront séparés des convalescens et des autres membres de la famille bien portans.

Les personnes affectées de cholérines simples devront s'astreindre rigoureusement à ces préceptes hygiéniques; c'est à elles qu'ils seront particulièrement utiles; la plupart ne les enfreindraient pas impunément, dans les localités où règne le Choléra. Il va sans dire qu'elles éviteront également de se livrer à aucune espèce d'excès.

TRAITEMENT.

Il règne une grande diversité d'opinions sur la nature des lésions organiques qui développent les symptômes propres au Choléra. Ainsi l'on a prétendu que ces symptômes étaient l'effet d'une affection humorale, d'une irritation des ganglions nerveux abdominaux, d'une névrose cérébro-spinale, d'une lésion des glandes de Brunner et de Peyer, ou de Brunner seulement, d'une inflammation de la muqueuse gastro-intestinale, de la surexcitation de la matière nerveuse répandue à la surface interne du canal alimentaire. Ces opinions, trop exclusives, sont, par cela même, nécessairement erronées; les hommes distingués par leur savoir qui les ont émises ont payé leur tribut à la mode du jour, qui est de rechercher la nature des maladies, non dans les symptômes qu'elles présentent, mais dans les traces qu'elles laissent sur le cadavre : l'anatomisme a détrôné la médecine hippocratique, la médecine d'observation. Certes, nous sommes loin de nier les avantages que l'on peut retirer des investigations cadavériques ; mais leurs résultats sont souvent trop incertains, trop inconstans, trop contradictoires , trop nuls, pour qu'ils puissent servir de base exclusive à une doctrine médicale quelconque. En preuve de cette vérité, nous n'avons qu'à mentionner ce qui se passe au sujet de la maladie qui nous occupe. Les uns ont trouvé une inflammation dans les ganglions semi-lunaires, dans le plexus solaire, dans les plexus rénaux, dans le nerf pneumo-gastrique (1) ; d'autres l'ont cherchée vainement, ils ne l'ont point rencontrée. Les uns ont vu constamment une inflammation de la muqueuse gastro-intestinale (2) ; d'autres l'ont formellement niée, ou s'ils l'ont admise, ils l'ont considérée comme l'effet, mais non comme la cause de la maladie. Ces exemples suffisent pour démontrer le peu de fixité des résultats qu'a donnés l'anatomie pathologique. Jusqu'à ce que, par les progrès qu'est susceptible de faire cette partie de la science médicale, elle jette un nouveau jour sur ce point de doctrine encore si obscur, nous pensons qu'il est plus sage, plus rationnel, de déterminer la nature des lésions organiques par celle des symptômes qu'elles développent, de revenir ; en un mot, à l'observation, à laquelle la médecine est si redevable, quoiqu'on ait cherché, de nos jours, à en atténuer l'importance.

Tel est le parti que nous avons adopté ; c'est d'après les désordres qui se passent dans les fonctions

---

(1) Delpech.

(2) Broussais.

organiques, que nous déterminons la nature des lésions qui y donnent lieu. Quoique nous soyons loin de considérer les résultats qu'il donne comme positifs, nous avons la conviction qu'ils valent mieux que ceux que l'on a obtenus jusqu'ici ; on y trouve, du moins, une solution satisfaisante de toutes les nuances sous lesquelles s'est montrée l'épidémie cholérique, et, ce qui vaut mieux encore, la source des indications curatives, qui doivent être le flambeau, à la lumière duquel doit toujours s'éclairer le praticien vraiment digne de ce nom.

Ainsi, nous voyons :

Dans la cholérine simple, une surexcitation des glandes de Brunner et de Peyer, dont les facultés sécrétoires se trouvent activées ;

Dans la cholérine grave ou compliquée, la même surexcitation des mêmes glandes, plus une inflammation plus ou moins vive, plus ou moins étendue de la muqueuse gastro-intestinale avec complication parfois de congestions locales ;

Dans le Choléra-inflammatoire, les mêmes lésions pathologiques, plus une surexcitation légère et momentanée de tous les appareils nerveux, avec prostration peu prononcée et passagère de l'appareil circulatoire ;

Dans le Choléra-Ataxique, une suractivité sécrétoire des glandes de Brunner et de Peyer, comme prodrome d'une surexcitation intense de tous les appareils nerveux, dont l'influence se fait néanmoins sentir sur le système de la circulation ;

Dans le Choléra-Ataxico-Adynamique ou Typhoïde, la même suractivité sécrétoire des mêmes glandes, compliquée quelquefois d'inflammation de la muqueuse gastro-intestinale, la surexcitation ; l'inflammation des systèmes nerveux, dont l'influence la plus immédiate est l'apparition des crampes, la rétraction des muscles, leur desséchement, l'extinction de la voix, la prostration, l'anéantissement de l'appareil circulatoire, et par suite, la stase du sang dans les cavités, sa carbonisation, sa coagulation, l'affaiblissement, la cessation des battemens du pouls, le froid de la peau, la cyanose.

Telles sont les idées que nous nous sommes faites des lésions organiques que détermine le Choléra, considéré sous ces diverses formes; elles donnent la solution de tous les phénomènes qu'elles développent, parce qu'en les isolant par l'analyse, nous les avons rapportés à leurs plus simples élémens, qui nous en ont donné l'appréciation, en même temps qu'ils nous ont servi de guide dans l'emploi des moyens thérapeutiques.

CHOLÉRINE SIMPLE.

Cette variété du Choléra, provenant de la surexcitation et de la suractivité sécrétoire des glandes de Brunner et de Peyer, il se présente deux indications à combattre; l'une de diminuer l'irritation de ces glandes, l'autre de ramener à l'état normal leur action sécrétoire.

Le repos, le lit, la diète, les boissons rafraîchissantes, les lavemens émolliens, les cataplasmes de même nature sur le ventre remplissent très-bien la première. Dès que ce résultat est obtenu, ce que l'on reconnaît à la cessation de la céphalalgie, de la soif, de la chaleur et de la douleur épigastriques, des tranchées, de la chaleur de la peau, de la fréquence et de l'élévation du pouls, on remplit efficacement la seconde par l'emploi de deux ou trois lavemens par jour, avec la décoction d'une tête de pavot, à laquelle on ajoute, s'il est nécessaire, de cinq à dix gouttes de laudanum liquide. Lorsque la langue est sale, très-limoneuse, la bouche pâteuse, amère, le sujet non irritable, on peut joindre à l'emploi de ces moyens quelques grains d'ipécacuanha en poudre, à dose fractionnée; nous pensons, toutefois, qu'il faut en user avec réserve et seulement dans les cas où il n'existe aucun symptôme d'excitation locale ou générale.

Cette cholérine n'a de la gravité que comme prodrome du Choléra; aussi répétons-nous qu'il est de la plus haute importance de ne point la négliger, et de la traiter d'une manière convenable dans les localités où règne cette maladie.

CHOLÉRINE SIMPLE ou COMPLIQUÉE.

Il existe dans cette forme les mêmes lésions que dans la forme précédente, lesquelles se compliquent d'une inflammation plus ou moins étendue de la muqueuse gastro-intestinale, et quelquefois d'une excitation cérébrale.

Il faut d'abord combattre la surexcitation glandulaire, l'inflammation. Pour cet effet, on appliquera des sangsues en grand nombre à l'anus ou sur les points douloureux de l'abdomen. On prescrira en même temps la diète, les boissons relâchantes, les lavemens, les cataplasmes, les demi-bains émolliens.

Si les vomissemens sont opiniâtres, la douleur

épigastrique ou abdominale très-aiguë, la chaleur de la peau élevée, le pouls concentré ou développé; s'il survient une excitation cérébrale, caractérisée par une céphalalgie violente, des rêvasseries, la coloration de la face, alors les saignées locales ne suffisent plus, il y a indication d'user des saignées générales, qui sont presque toujours immédiatement suivies d'un amendement notable.

Quelquefois les vomissemens persistent avec une désespérante ténacité; on leur oppose avec avantage, lorsqu'on juge prudent de ne pas pousser plus loin les évacuations sanguines générales et locales, les potions avec quelques grains d'extrait gommeux d'opium, la potion anti-émétique de *Rivière*, l'eau de seltz, les frictions à l'épigastre avec le laudanum liquide, l'application d'un emplâtre de thériaque camphré, et, en désespoir de cause, celle d'un large vésicatoire sur cette région.

Lorsque, sur le déclin de la maladie, la diarrhée persiste, et qu'il ne reste aucun signe d'irritation locale ou générale, on la guérit par les lavemens opiacés, employés contre la cholérine simple, auxquels on peut ajouter une ou deux cuillerées d'amidon et un jaune d'œuf.

CHOLÉRA-INFLAMMATOIRE.

PÉRIODE DE CONCENTRATION.

Les lésions pathologiques que l'on observe dans le Choléra-inflammatoire, sont les mêmes que celles de la cholérine grave, auxquelles se joignent une surexcitation légère et momentanée de tous les appareils nerveux, et une prostration peu prononcée de l'appareil circulatoire.

L'indication principale à remplir, dans la période de concentration, consiste donc à dissiper le spasme dans lequel se trouvent tous les organes, et à redonner à l'appareil circulatoire son énergie primitive. Nous avons toujours obtenu aisément ces résultats, soit en favorisant les vomissemens avec de l'eau chaude, bue en abondance, soit en faisant prendre, de temps en temps, une tasse d'infusion de tilleul, également bien chaude. Nous faisions, en même temps, envelopper les malades dans des couvertures de laine, et nous leur faisions pratiquer des frictions sur les membres, avec des linges secs et chauds, ou trempés dans du vinaigre préalablement chauffé.

PÉRIODE DE RÉACTION.

Elle avait lieu ordinairement au bout de quelques heures. Dès qu'elle se manifestait, les crampes se dissipaient, les autres symptômes nerveux perdaient de leur intensité, le système de la circulation réagissait avec énergie. Quelquefois, il survenait en même temps une transpiration chaude et abondante; elle était du plus favorable augure; nous n'avions qu'à la favoriser par une infusion chaude de fleurs de tilleul, pour obtenir une guérison prompte et durable.

Lorsque cette circonstance salutaire n'avait point lieu, la maladie se trouvait réduite à l'état de cholérine grave ou compliquée, et nous la traitions par les moyens que nous avons précédemment indiqués. L'accident le plus redoutable qui se manifestait quelquefois, était une congestion cérébrale ; nous indiquerons plus bas le traitement que nous lui opposions.

CHOLÉRA-ATAXIQUE.

Ce degré de l'affection cholérique est caractérisé par une surexcitation intense du système nerveux, et par une prostration légère de l'appareil circulatoire.

La première de ces lésions étant prédominante et tenant l'autre sous sa dépendance, c'est contre elle que l'on doit diriger les moyens curatifs, si l'on veut agir d'une manière rationnelle. Les antispasmodiques qu'il convient de lui opposer doivent être pris dans la classe des diffusibles, les stupéfians et les narcotiques ayant la faculté de déterminer des congestions cérébrales que l'on doit, avant tout, éviter dans cette maladie. Parmi les premiers, le musc, le castoreum nous semblent devoir être préférés, parce que, outre leur propriété sédative, ils ont encore celle d'augmenter l'exhalation cutanée, ce qui n'est point indifférent dans une affection, où toute l'action vitale paraît se concentrer sur les organes internes. On doit les donner à la dose de quatre à huit grains, dans une potion dont on fait administrer une cuillerée toutes les deux heures. Il convient d'aider leur action par une infusion chaude de fleurs de tilleul, de feuilles d'oranger, etc., ainsi que par des frictions répétées sur la colonne vertébrale et sur les membres, avec le laudanum liquide, l'huile de jusquiame, le beaume tranquille.

Les sinapismes aux jambes, les vésicatoires aux cuisses, ne doivent pas être négligés, parce qu'ils rompent le spasme par une révulsion salutaire. Nous pensons que quelques sangsues, placées derrière les apophyses mastoïdes, pourraient être avantageuses, dans les cas où l'hébétitude serait prononcée, et où il existerait en même temps de la stupeur. S'il survenait des complications, elles devraient être combattues par les moyens qui leur seraient appropriés.

CHOLÉRA-ATAXICO-ADYNAMIQUE ou TYPHOIDE.

PÉRIODE ALGIDE.

Les lésions qui nous paraissent constituer cette variété du Choléra sont : la suractivité sécrétoire des glandes de Brunner et de Peyer, compliquée quelquefois d'inflammation de la muqueuse gastro-intestinale, la surexcitation, l'inflammation des appareils nerveux, la prostration, l'anéantissement du système circulatoire.

Toutes ces lésions étant profondes, les organes qu'elles affectent se trouvant, en quelque sorte, les plus vitaux de l'économie, les moyens curatifs que réclament quelques-unes d'entr'elles, étant contr'indiqués par d'autres, ces circonstances expliquent suffisamment pourquoi les ressources de l'art sont presque toujours impuissantes contre elles, et pourquoi elles deviennent si souvent et si rapidement mortelles.

Pour établir un traitement rationnel, il faudrait combattre à la fois et la surexcitation glandulaire, et l'inflammation de la muqueuse gastro-intestinale, lorsqu'elle existe, et la surexcitation, l'inflammation des nerfs, et la prostration, l'anéantissement du système sanguin. Or, c'est là ce qu'il est difficile, si non impossible d'obtenir, parce qu'il est évident que les moyens qui tendront à relever l'énergie de l'appareil circulatoire, ne feront qu'augmenter l'irritation de la muqueuse digestive et des nerfs, et que ceux, au contraire, qui combattront cette irritation, prostreront de plus en plus le système sanguin. Trouver un traitement qui réunit toutes ces conditions, sans en avoir les inconvéniens, sera le moyen d'avoir non beaucoup de succès, mais moins de mécomptes. Nous pensons qu'on devrait le chercher dans l'emploi sagement combiné des saignées générales ou locales, des antispasmodiques, des excitans internes et cutanés. Nous allons développer nos idées à ce sujet.

Les praticiens, justement alarmés des symptômes effrayans que déterminent la prostration, l'anéantissement du système sanguin, qui sont l'affaiblissement, la cessation des battemens du pouls, la stagnation, la coagulation, la carbonisation du sang, la concentration de la chaleur vitale sur les organes internes, ont cherché à relever l'énergie de l'appareil circulatoire, et à développer une réaction. Ils ont employé, à cet effet, un grand nombre de médicamens, parmi lesquels nous mentionnerons seulement ceux qui ont été les plus préconisés et auxquels nous avons eu recours nous-même. Ce sont : l'ipécacuanha, l'éther simple ou camphré, l'acétate d'ammoniaque, les opiacés, les bains généraux, les saignées locales ou générales, les excitans cutanés.

Plusieurs médecins, considérant le Choléra comme l'effet d'un poison introduit par l'air dans l'économie, et spécialement dans les voies gastriques, ont considéré l'ipécacuanha comme une panacée contre cette maladie ; c'est à peine si les colonnes des Journaux étaient suffisantes pour enregistrer leurs triomphes. Nous avons essayé plusieurs fois l'ipécacuanha, en ayant même le soin de le faire précéder d'une émission sanguine, lorsqu'il y avait possibilité. Eh bien ! il n'a jamais produit un résultat favorable ; au contraire, il est survenu, après son emploi, une agitation, une anxiété excessives, qui annonçaient suffisamment que la maladie avait été exaspérée, et les malades ne tardaient pas à succomber. Nous le considérons comme essentiellement mortel, lorsque l'anxiété générale ou épigastrique et abdominale est portée au plus haut point. Nous n'hésitons pas également à le proscrire, lorsque cette anxiété est modérée, parce qu'il l'accroît rapidement et lui donne une effrayante intensité. Le simple bon sens suffit pour indiquer qu'il ne peut être que pernicieux, lorsqu'il existe une soif ardente, une chaleur dévorante et des signes d'inflammation dans les voies digestives.

Comme il n'est rien d'exclusif en médecine, nous pensons, cependant, que l'ipécacuanha pourrait être administré avec avantage, dans les cas où le Choléra revêt principalement la forme adynamique, avec prostration profonde du système musculaire, anéantissement du pouls, langue humide, blanchâtre, absence de soif, de malaise, d'anxiété, de douleur, d'inflammation ; la secousse qu'il imprimerait à l'organisme pourrait avoir d'heureux résultats, en déterminant une réaction salutaire.

L'éther simple ou camphré, l'acétate d'ammoniaque, les opiacés administrés à faible dose ou à
dose modérée, n'ont pas relevé le pouls d'un seul
malade ; ils n'en ont pas non plus réchauffé un
seul. Donnés à forte dose, ainsi que le pratiquait
M. Lugol (1), ils déterminaient quelquefois une chaleur élevée à la peau ; mais le pouls ne se relevait
pas, en général, dans les mêmes proportions ; d'autres fois, ils ne réchauffaient pas du tout. Dans
l'un comme dans l'autre cas, leur emploi était
presque toujours suivi d'altération, de rougeur, de
sécheresse, de racornissement de la langue, de malaise, d'anxiété, de gastrites, de congestions cérébrales, que j'appellerai foudroyantes, parce qu'elles
étaient si rapides, qu'elles entraînaient la mort
avant même qu'on eût eu le temps de les combattre.
Malgré les éloges pompeux que leur ont donné la
plupart des médecins les plus distingués de Paris,
leur efficacité est encore pour nous problématique.
Il nous est démontré qu'ils ne déterminent pas
toujours la réaction ; que, lors même qu'elle survient
après leur emploi, il peut être mis en question,
si ce résultat doit leur être uniquement attribué,
la réaction s'étant opérée spontanément par les
seuls efforts de la nature, chez des sujets débiles,
gravement atteints, soumis, pour tout traitement,
à l'usage d'une boisson chaude délayante. Un seul
fait nous paraît hors de doute ; c'est l'action funeste qu'ils exercent sur la muqueuse gastro-intestinale, sur le cerveau et ses annexes, de sorte que,
dans la plupart des cas, le malade a bien certai-

---

(1) Voyez la formule à la neuvième observation.

nement deux chances contre lui, celle de la maladie et celle de la médication qu'on lui oppose.

Ce qui précède indique suffisamment que nous
pensons qu'il faut en user avec réserve, et n'y
recourir, ainsi que nous l'avons conseillé pour
l'ipécacuanha, que lorsque les symptômes adynami-
ques l'emportent sur les symptômes ataxiques, avec
pâleur, humidité de la langue, absence de soif,
d'anxiété, de douleur, d'inflammation; la prudence
indique de les suspendre, si les yeux se convulsent,
si les conjonctives s'injectent, si la face s'anime,
si la stupeur se manifeste, si l'altération survient,
si la langue rougit, se sèche, s'il se développe du
hoquet, de l'anxiété épigastrique, parce qu'ils
excercent une action funeste sur la muqueuse digestive et l'organe cérébral.

Nous ne parlons pas du punch, parce qu'il
nous semble que c'est une idée malheureuse que
celle de traiter, par les spiritueux, une affection,
dont les suites les plus fréquentes et les plus redoutables sont une complication typhoïde ou une
congestion cérébrale.

Les opiacés sont spécialement avantageux, lorsque
les symptômes nerveux prédominent, et que le
Choléra revêt plutôt la forme ataxique que la
forme adynamique. Ils sont aussi utiles, administrés
en potions ou en lavemens, pour modérer les vomissemens et la diarrhée, lorsqu'ils sont trop fréquens et trop opiniâtres. Toutefois, il faut être
réservé sur leur emploi; car si les évacuations sont
fâcheuses, lorsqu'elles passent de justes bornes,
elles sont avantageuses, quand elles ne se répètent
pas fréquemment, et ne se prolongent pas au-delà

de plusieurs jours : il est bon même parfois que la diarrhée persiste plus long-temps. Ils doivent être proscrits, lorsqu'il y a menace de congestion cérébrale ; on leur substitue dans ce cas, avec avantage, pour combattre la persistance des vomissemens, l'eau de Seltz, la potion anti-émétique de *Rivière*, un large vésicatoire à l'épigastre.

La faculté qu'ont les préparations d'opium de suspendre les évacuations, et de déterminer l'afflux du sang dans les vaisseaux du cerveau, les rend souvent dangereuses dans le Choléra. Pourquoi s'en tenir empiriquement à leur emploi ? Pourquoi ne pas tenter de les remplacer par d'autres antispasmodiques, qui auraient leurs avantages sans avoir leurs inconvéniens ? Les heureux résultats que nous avons obtenu de l'usage du musc, dans quelques circonstances, dans lesquelles l'excitation nerveuse était prédominante, nous font penser que les essais qui seraient faits, dans ce but, pourraient être fructueux.

Les opiacés, les narcotiques stupéfians, tels que le laudanum, l'extrait de belladone, l'huile de jusquiame, la morphine, sont utiles en frictions sur les membres et le long de la colonne vertébrale, pour calmer les crampes atroces qui tourmentent quelquefois les malades.

Les bains généraux, à la température du corps, favorisent la réaction et rappellent la chaleur à la peau ; mais ils ont l'inconvénient de ne pas être supportés par le plus grand nombre des malades, qui y ont des lipothymies continuelles, et de prédisposer aux congestions internes. Les bains de vapeur, soit simples, soit aromatiques, offrent les mêmes avantages et présentent moins d'inconvéniens ; ils deviennent d'une administration facile, lorsqu'on les donne sous les couvertures qui enveloppent les malades ; leur action étant plus énergique, ils doivent exciter plus vivement l'organe cutané, et développer une réaction plus prompte. Les uns et les autres ne sont avantageux que lorsque le pouls est faible, petit, la peau froide, la chaleur vitale, concentrée dans les organes internes ; ils doivent être proscrits, s'il y a menace d'une congestion viscérale : leur durée doit se prolonger de dix minutes à un quart-d'heure.

Les saignées générales sont avantageuses, parce qu'elles modèrent l'irritation de la muqueuse gastro-intestinale, parce qu'elles calment l'excitation nerveuse, parce que, par la déplétion qu'elles déterminent, elles favorisent la réaction du cœur et des vaisseaux sanguins, en affaiblissant l'obstacle qu'ils ont à vaincre. Il est rare que l'on puisse tirer une certaine quantité de sang, lorsque le froid de la peau est intense, le pouls filiforme, par le motif que ce liquide est concentré dans les vaisseaux des grandes cavités, et que sa coagulation l'empêche de sortir. Lors même que l'on est assez heureux pour obtenir une déplétion plus ou moins forte, il est bien peu ordinaire que la réaction survienne par sa seule influence dans ces cas extrêmes ; elle n'est utile, alors, que pour atténuer les chances d'une congestion consécutive, lorsque d'autres moyens ou les seuls efforts de la nature ont relevé l'énergie du système sanguin.

Lorsque la maladie n'est pas, de prime abord, extrêmement violente, lorsque sa marche n'est pas très-rapide, la saignée est alors particulièrement utile, parce qu'elle prévient la prostration totale de l'appareil circulatoire, détermine la réaction et diminue les chances d'une congestion. Elle est encore spécialement avantageuse, dans ces cas équivoques et insidieux, qui semblent tenir le milieu entre le Choléra-Inflammatoire et le Choléra-Typhoïde, où le pouls se maintient, ainsi que la chaleur cutanée, en ce qu'elle atténue la violence des congestions qui surviennent d'une manière lente et progressive, et n'en sont pas, pour cela, moins redoutables. Il est toujours convenable de ne pas les pousser trop loin, parce que leur abus pourrait prostrer les systèmes organiques, ce qui serait un accident fâcheux.

Les sangsues, les ventouses scarifiées, ne peuvent avoir de l'utilité que pour combattre une douleur aiguë, une congestion ou une inflammation locales ; elles ne sont guère avantageuses dans ces derniers cas, qu'après l'emploi de la saignée générale. J'ai eu recours une fois, avec succès, au premier de ces moyens, chez un enfant âgé de six ans, chez lequel se développait une congestion cérébrale ; je les fis placer derrière les apophyses mastoïdes. Nous avons vu des ventouses scarifiées, placées par M. Rigal à la partie interne des jambes et des cuisses, faire cesser, en quelque sorte instantanément, une céphalalgie violente et des crampes très-douloureuses.

Les excitans cutanés, tels que les sinapismes, les vésicatoires, les linimens faits avec l'ammoniaque, l'acide nitrique étendu, l'huile de térébenthine, l'esprit de vin rectifié, le vinaigre, le camphre, le poivre, etc., sont, nous n'en doutons pas, les moyens les plus avantageux que l'on puisse employer, pour obtenir la réaction. Ils rompent le spasme , rétablissent la chaleur cutanée, et n'ont pas l'inconvénient de déterminer, aussi facilement que les stimulans internes , des phlogoses et des congestions viscérales. Il est entendu que leur énergie doit être proportionnée à l'intensité de l'affection, et que l'on doit en être plus sobre, dans les cas où il y a du malaise, de l'agitation, de l'anxiété, en un mot, une excitation nerveuse très-prononcée, que dans ceux où il existe une prostration adynamique. On doit exercer, de préférence, leur action sur les extrémités , si ce n'est dans les cas les plus graves où on doit la porter en même temps sur la colonne vertébrale, sur le ventre et la région du cœur. Il convient de les changer fréquemment de place, afin de ne pas déterminer des escarres qui pourraient devenir gangréneuses.

On doit aider l'action de ces moyens en entretenant une douce chaleur à la peau. Pour cet effet, on enveloppe les malades dans des couvertures de laine, on leur place des linges chauds sur la région de l'estomac et sur celle du cœur, des cataplasmes émolliens très-chauds sur le ventre, on leur met des briques chaudes à la plante des pieds, on leur applique sur le corps et sur les membres de la flanelle, sur laquelle on promène un fer à repasser, dont la température a été convenablement élevée.

Parmi les boissons à administrer, une infusion de menthe ou de mélisse nous a paru la plus préférable, dans les cas où la petitesse du pouls, le froid glacial de la peau, l'extinction de la voix, la cyanose, nous indiquaient qu'il fallait stimuler la nature, pour l'amener à opérer la réaction. Nous la remplacions par une infusion de fleur de tilleul, lorsque la prostration du système sanguin était moins profonde, que le pouls se maintenait à une certaine élévation et que la chaleur de la peau n'était qu'affaiblie.

Leur température n'est pas indifférente. Le plus grand nombre des praticiens conseille de les donner froides, d'administrer même la glace par petits fragmens : nous sommes d'un avis contraire. Nous avons vu que les boissons froides données trop tôt arrêtaient *constamment* les vomissemens, dans l'espace de quelques heures. Or, c'est une circonstance extrêmement fâcheuse ; la maladie ne tarde pas à faire des progrès effrayans, caractérisés par une agitation excessive ; les malades succombent avec une étonnante rapidité. Loin de calmer les vomissemens dans les premiers instans de la maladie, on doit, au contraire, les provoquer de nouveau, lorsqu'ils s'arrêtent spontanément, en faisant avaler avec abondance de l'eau chaude, mélangée avec quelque peu d'huile d'olive (1). Les boissons froides ne sont avantageuses que lorsque leur persistance pendant plusieurs jours, amène le hoquet, de l'anxiété, des douleurs épigastriques fatiguantes ; alors il convient de les modérer, et c'est un des meilleurs moyens que l'on puisse employer, pour obtenir ce résultat. Il n'est pas douteux pour nous, que

____

(1) Que devient, d'après ce fait, la théorie émise, que le *serum* du sang se sépare de ses autres parties constituantes, passe à travers les cryptes muqueux, et est expulsé au-dehors, par les vomissemens et par les selles ? Que devient-elle, lorsque, d'ailleurs, les exemples de Choléra sec ou ataxique suffisent déjà, pour mettre en doute qu'elle soit fondée ?

dans tout autre circonstance, les boissons doivent être données chaudes, pourvu que leur température, néanmoins, ne soit pas trop élevée.

Les cataplasmes chauds et émolliens, appliqués sur l'abdomen, sont utiles, parce qu'ils calment l'irritation de la muqueuse digestive, modèrent les vomissemens et la diarrhée, et tendent à rappeler la chaleur du centre à la périphérie. Nous avons vu un cataplasme émollient, saupoudré de sel de nitre, et placé sur la région de la vessie, provoquer la sécrétion et l'émission de l'urine.

En résumé, nous pensons :

1° Que lorsque la concentration, sur les organes internes, n'est pas très-prononcée, que le spasme n'est pas très-intense, la prostration du système sanguin trop grande, que le pouls conserve de l'action, la peau une partie de sa chaleur, une boisson chaude légèrement stimulante, telle qu'une infusion de fleur de tilleul, une légère saignée et quelques excitans cutanés peu actifs, suffisent pour amener la réaction ;

2° Que lorsque l'excitation nerveuse se trouve prédominante, qu'il y a du malaise, de l'anxiété, menace de congestion cérébrale, qu'il existe une inflammation des voies digestives, il faut s'abstenir des excitans internes énergiques, et recourir, pour ranimer le système sanguin, à une infusion chaude de menthe, aux stimulans de la peau, à la saignée, ainsi qu'aux antispasmodiques, prudemment administrés à l'intérieur, ou par des frictions sur l'organe cutané ;

3° Que lorsqu'il y a prostration profonde de l'appareil circulatoire et de tous les systèmes organiques, sans agitation, sans anxiété, sans menace de congestion cérébrale, sans inflammation des voies digestives, l'ipécacuanha, les stimulans internes, joints aux excitans externes énergiques, sont les moyens que l'on doit employer pour ranimer l'action presqu'éteinte de tout l'organisme;

4° Que les congestions, les inflammations, les douleurs locales, doivent être combattues par les sangsues et les ventouses scarifiées;

5° Que les boissons doivent être données chaudes, au moins pendant quelques jours, parce que les boissons froides suppriment les vomissemens, ce qui est une circonstance fâcheuse, si elle survient trop tôt;

6° Que les opiacés en potions ou en lavemens, modèrent les vomissemens et la diarrhée, lorsqu'ils se répètent trop fréquemment, ou qu'ils sont trop persistans; que l'eau froide, l'eau de Seltz, la potion anti-émétique de *Rivière*, un large vésicatoire à l'épigastre, remplissent également la première indication;

7° Qu'il peut être avantageux de provoquer les vomissemens, lorsqu'ils cessent trop tôt, en faisant boire abondamment de l'eau chaude, mêlée avec quelques gouttes d'huile d'olive;

8° Que les cataplasmes chauds émolliens, sur le ventre, calment l'irritation de la muqueuse digestive, modèrent les vomissemens et la diarrhée, et tendent à ramener la chaleur du centre à la périphérie;

9° Que les cataplasmes émolliens nitrés, appliqués sur la région de la vessie, peuvent provoquer la sécrétion et l'émission de l'urine.

Tels sont les moyens que nous croyons propres à combattre cette période du Choléra-Ataxico-Adynamique ou Typhoïde; ils ne sont pas nouveaux ; nous n'avons fait qu'en raisonner l'emploi, d'après la nature des symptômes et les indications qu'ils présentent. Lorsqu'on cessera de considérer le Choléra comme une maladie *spécifique*, on abandonnera les théories exclusives et les traitemens *spécifiques*, qui en découlent, pour former, par l'analyse des signes, des élémens contre lesquels on dirigera les médications qui leur seront appropriées. Ce jour là, la thérapeutique de cette maladie aura fait un grand pas, surtout si l'on peut trouver, dans la classe des antispasmodiques, un moyen qui présente les avantages de l'opium, sans en offrir les inconvéniens.

PÉRIODE ESTUEUSE.

CONGESTION CÉRÉBRALE.

Lorsque la réaction est bien franche, bien complète, lorsque le pouls est bien relevé, la peau uniformément chaude, cette affection doit être traitée par des saignées générales abondantes, des sangsues, des ventouses scarifiées, et, plus tard, par des excitans cutanés, tels que des sinapismes, des vésicatoires, placés d'abord sur les extrémités, puis à la nuque et sur la tête.

Lorsque le pouls ne se relève que faiblement, lorsque la chaleur de la peau n'est pas égale, lorsqu'il reste encore de la fraîcheur sur quelques points de cet organe, il faut se borner aux saignées locales abondantes et aux révulsifs cutanés. Les saignées générales enlèvent au système sanguin le peu d'énergie que la réaction lui a donnée, et deviennent, par cela même, fâcheuses. Il peut être avantageux de rappeler la diarrhée, par l'emploi d'un lavement, rendu purgatif par l'addition d'une once d'huile de ricin ou de sulfate de soude, lorsque cette évacuation s'est trop tôt, trop subitement supprimée, et que les accidens cérébraux se sont développés à la suite de cette suppression.

Il arrive souvent, dans cette période, que l'urine se sécrète de nouveau, et n'est point expulsée par la vessie dans laquelle elle s'accumule ; le médecin doit s'assurer de cette circonstance, pour sonder le malade, lorsqu'il le juge nécessaire, l'absorption de l'urine, qui ne manquerait pas d'avoir lieu, pouvant être suivie d'accidens très-graves.

CONJECTION PULMONAIRE.

Elle doit être traitée d'après les mêmes principes que la congestion cérébrale. Lorsqu'il se manifeste un point pleurétique, on doit le combattre par les sangsues et les vésicatoires volans, appliqués sur le lieu douloureux.

COMPLICATION TYPHOIDE.

Nous distinguons deux degrés dans cette complication. Lorsque le pouls est bien relevé, la peau bien chaude, la langue rouge, sèche, le ventre douloureux, nous la traitons par les lavemens émolliens, les cataplasmes de même nature sur le ventre, les boissons gommeuses. Lorsque, au contraire, le pouls est faiblement relevé, fréquent, intermittent, la chaleur cutanée peu élevée, partielle, la langue noirâtre, la face tuméfiée, bouffie, les selles fréquentes, fétides, les préparations de quinquina, jointes aux excitans de la peau, nous paraissent préférables.

DIARRHÉE.

Lorsqu'il ne restait, pour tout accident, que la diarrhée, nous la combattions par les boissons, les cataplasmes émolliens, les lavemens. Résistait-elle à ces moyens, nous prescrivions des lavemens, préparés avec une décoction de tête de pavot, un jaune d'œuf et une cuillerée d'amidon. Quelquefois les malades ne supportaient point ces lavemens, qui déterminaient dans l'abdomen un sentiment de plénitude, de chaleur et de douleur; alors nous les faisions suspendre, et nous les remplacions par l'application d'un nombre plus ou moins grand de vésicatoires volans sur la peau qui recouvre le ventre.

DE QUELQUES FAITS QUI PEUVENT AVOIR DU RAPPORT AVEC L'ÉPIDÉMIE.

On a recommandé d'observer s'il périssait beaucoup d'animaux domestiques, dans les lieux où sévissait le Choléra ; il est mort, dans la commune de Lacaune, une grande quantité d'ânes, de cochons, et surtout de chats, qui ne restaient malades que quelques heures et expiraient quelquefois subitement.

Les maladies étrangères au Choléra, qui ont régné en même temps que lui, ont été peu nombreuses ; nous n'avons remarqué que quelques affections catarrhales et typhoïdes. La première semaine que le Choléra se manifesta dans la commune de Lacaune, nous observâmes cinq cas de pustule maligne, survenus spontanément dans cette commune, quoique cette maladie n'y soit pas habituellement fréquente. Nous avons vu, dans le hameau de Cannac, des accès d'épilepsie déterminer des acci-

— 80 —

dens cholériques, qui cédèrent à l'emploi du musc.

Nous avons fait connaître dans ces observations les faits, tels que nous les avons vus et que nous les avons jugés. Sont-ils susceptibles d'offrir quelque intérêt? Ce n'est point à nous qu'il appartient de le juger. Quoiqu'il en soit, nous avons cru devoir leur donner de la publicité, en nous rappelant ces paroles de *Sarcone :* « La médecine est une « république, dans laquelle chaque médecin, qui « en est citoyen, a le droit d'exposer ses opinions, « et, pour les intérêts de laquelle, il convient « d'écouter même la voix de ses plus petits enfans. »

TABLEAU INDICATIF

Des cas de Choléra recueillis par M. **SERS** *et par moi, dans le Canton de Lacaune, du 11 juillet au 31 août 1835.*

A GIJOUNET.....	5 hommes.	3 décès.		2 guérisons.	
	7 femmes.	4	—	3	—
	7 garçons.	5	—	2	—
	1 fille.	1	—	»	—
A PIERRESEGADE.	4 hommes.	3	—	1	—
	8 femmes.	5	—	3	—
	1 garçon.	1	—	»	—
	2 filles.	2	—	»	—
A BERLATS......	1 fille.	1	—	»	—
A LACAUNE OU LA COMMUNE.	11 hommes.	5	—	6	—
	16 femmes.	6	—	10	—
	2 garçons.	1	—	1	—
	3 filles.	1	—	2	—
EN TOUT......	68 cas.	38 décès.		30 guérisons.	

Il ne figure sur cet état que les malades qui ont présenté des symptômes plus ou moins intenses de Choléra. Le nombre de ceux qui n'y sont pas portés, parce qu'ils ont été légèrement atteints ou seulement affectés de cholérine, est beaucoup plus considérable.